AF363387

MANUEL

PRATIQUE

DE L'AMPUTATION

DES MEMBRES,

Par EDWARD ALANSON, Chirurgien de l'hôpital de Liverpool.

TRADUIT DE L'ANGLOIS

Par M. LASSUS, Professeur en Chirurgie.

Un grain d'Expérience en Chirurgie, vaut mieux qu'une livre de Raisonnement.

KIRKLAND.

A PARIS,

Chez MEQUIGNON l'aîné, Libraire, rue des Cordeliers, près des Ecoles de Chirurgie.

M. DCC. LXXXIV.

AVEC APPROBATION, ET PRIVILÈGE DU ROI.

PREFACE.

QUAND on se propose de réformer les idées vulgaires des praticiens, & de substituer à leurs procédés une méthode absolument neuve, relativement à une des principales opérations de la chirurgie, le public a le droit de vouloir connoître les motifs & les raisons de l'auteur d'une telle entreprise. Il faut que la doctrine qu'il veut introduire soit fondée sur l'expérience; ce qui suppose qu'il a commencé par faire des essais, & qu'il les a suffisamment multipliés.

J'ai voulu savoir quelle étoit la pratique des Chirurgiens des hôpitaux, par rapport à l'amputation des membres: après des recherches faites avec exactitude & sans préjugé, je me suis convaincu que dans cette opération, ils conservent trop peu de peau, que les muſcles ſont coupés circulairement & perpendiculairement, qu'on ne ſe propoſe point de réunir la plaie ſelon la *première intention*, pour parler le langage de l'école ; que cette plaie eſt panſée avec de la charpie ſèche ; enfin, que pluſieurs ſont la ligature des artères en ſe ſervant d'une aiguille courbe, enfilée d'un fil ciré, avec lequel ils lient en même - temps les veines, les nerfs & quelques-unes des parties voiſines.

Les ſpaſmes, la fièvre, la ſuppuration abondante, la rétraction des muſcles & l'exfoliation des os, ſont les ſuites ordinaires de cette manière de procéder. La mienne préſervera les malades de tous ces accidens, & les guérira beaucoup plus promptement. Tels ſont les motifs qui m'ont déterminé à rendre cet ouvrage public : je le recommande inſtamment aux Chirurgiens de la marine, & à ceux des armées. Quoique la plupart d'entre eux foient des hommes de bon jugement & bien expérimentés, ils ont néanmoins donné fi peu d'attention à conferver la peau, en faifant des amputations, qu'il en eft réfulté la faillie de l'os, ce qui a rendu la cure très-longue & fouvent impoffible, lors même que cette opération avoit été faite par ceux qui tiennent le premier rang dans notre profeffion.

De tous les maux qui affligent l'efpèce humaine, il n'en eft peut-être pas de plus grand que celui qui nous réduit à la trifte néceffité de perdre un membre, afin de conferver la vie. Ce defir de la vie eft fi vif, qu'il eft peu de perfonnes mifes à cette épreuve, qui ne faffent le facrifice d'un membre malade. En Angleterre, les hommes de tous les âges, ceux qui font foibles & ceux qui ont le plus de courage, les femmes elles-mêmes, pré-

fèrent l'amputation à une mort certaine.

» Cette opération, dit un auteur
» célèbre, est cruelle à souffrir,
» horrible à voir, & laisse le malade
» dans un état de mutilation. « Cet
état ne devient-il pas encore plus
misérable, lorsque l'amputation a
été faite d'après un plan mal conçu
& mal exécuté, comme il arrive
quelquefois, lorsque certaines circonstances s'opposent absolument
à la curation du malade, ou lorsqu'après avoir couru la chance de
conserver sa vie en perdant un de
ses membres, il finit par rester in-
firme ? Nous avons tous les jours
la preuve de cette verité. La nature, quoique bien secourue, ne
suffit pas pour guérir une plaie qui
a été faite contre les régles du
bon sens.

Si j'eusse toujours bien réfléchi
sur ce que je dis présentement, je
n'aurois pas omis de tenir un

compte exact de tout ce qui eſt arrivé à chaque amputation que j'ai vu faire. Quoi qu'il en ſoit, on peut compter ſur les ſuccès que je rapporte, & ils contribueront ſans doute à prouver ce que j'avance.

Avant que d'avoir imaginé le procédé que j'indique, j'ai aſſiſté à quarante-ſix amputations, dont j'ai ſuivi très-exactement le traitement. Dix malades ſont morts, l'un de reſſerremens convulſifs aux mâchoires, deux d'hémorrhagie de toute la ſurface du moignon, quatre de fièvre hectique & de ſuppuration abondante, trois de la gangrène du moignon : dix-huit ont eu une hémorrhagie, ſavoir, ſix de toute la ſurface de la plaie, & douze d'un ou de pluſieurs vaiſſeaux iſolés. Dans la plupart, la fièvre ſymptomatique a été violente, les ſpaſmes fréquens, la ſuppuration abondante, la ſurface de la plaie large

& d'une grande étendue. Dans tous, les premiers panſemens furent très-douloureux ; les uns ont eu une exfoliation de l'os ; dans d'autres le moignon a pris la forme d'un pain de ſucre ; dans quelques-autres la plaie a été incurable.

Parmi ces malades, les uns ont été opérés dans des hôpitaux, les autres l'ont été chez eux : ainſi, je penſe que les Chirurgiens qui ſont aſſervis à l'ancienne routine n'ont pas eu de meilleurs ſuccès : pour moi, je n'ai jamais refuſé d'opérer dans toutes les circonſtances poſſibles, lorſque les conſultans ont jugé l'opération néceſſaire ; & depuis que je ſuis la méthode que je recommande & que j'expoſe dans la première obſervation de ce recueil, j'ai fait trente-ſix amputations, tant dans l'hôpital de Liverpool, qu'ailleurs, ſans perdre un ſeul malade. Dans tous

ceux que j'ai opérés, les panfemens ont été peu douloureux, la
fièvre fymptomatique, les fpafmes
& la fuppuration médiocres. Il n'a
jamais été néceffaire d'ôter l'appareil pour remédier à une hémorrhagie, & je n'ai vu l'exfoliation
fe faire qu'une feule fois. C'eft le
cas de Mary Jones, rapporté dans
la 18e Obfervation.

Un mois après l'opération, la
plaie n'étoit pas plus grande qu'une
pièce de fix fols, ou elle étoit parfaitement cicatrifée. La cicatrice
a toujours été très-petite. Je ne
parle point des amputations à lambeau qui font exception, & dont
je traiterai dans cet ouvrage. Si
les obfervations que je rapporte
n'avoient point été faites dans un
hôpital, avec toute la publicité
poffible, j'aurois héfité de la di-
vulguer, dans la crainte qu'on n'y
eût pas ajouté foi : mais des Chi-

rurgiens de cette ville ont opéré d'après mes principes avec le plus grand fuccès.

Les idées particulières qu'on trouvera dans cet ouvrage ont pu fe préfenter de même à plufieurs chirurgiens. C'eft ainfi qu'il eft très-difficile d'affigner la véritable origine d'une découverte que le temps amène infenfiblement. Depuis douze ans, j'ai donné une attention continuelle à l'opération qui fait le fujet de cet ouvrage ; & je fuis perfuadé qu'elle n'a jamais été pratiqueé avant moi avec un fuccès femblable à celui que j'ai toujours eu.

Plufieurs praticiens célèbres m'ont communiqué différentes remarques & obfervations utiles que je rapporte.

Un raifonnement qui s'égare dans le vide des fpéculations, ne peut être mis en parallèle avec

l'expérience : auſſi ma doctrine eſt-
elle entièrement fondée ſur la
pratique. Mais ſi l'on conſidère
avec quelle lenteur on adopte les
idées nouvelles, les perfections &
les améliorations quelconques,
on ne ſera point étonné ſi le plan
de réformation que je propoſe
n'eſt reçu que tardivement.

Je prie ceux qui voudront le
ſuivre, de l'exécuter exactement,
comme je le recommande ; car
chaque partie eſt tellement liée
au tout, qu'on ne peut en ſuppri-
mer ou en corriger une, ſans détruire tous mes principes.

J'aurai rempli mon objet, ſi je
me ſuis exprimé avec aſſez de
clarté pour mettre le lecteur en
état de pratiquer ſeul le procédé
que j'indique.

Ma ſatisfaction ſera parfaite, s'il
eſt vrai que j'aie fait faire de véri-
tables progrès à la chirurgie, qui

lorſqu'elle eſt exercée avec jugement, honneur & humanité, eſt un
véritable ornement de la nature
humaine, au bonheur de laquelle
elle contribue tous les jours par
ſes ſuccès.

MANUEL

Van-Swieten, Commentaria in Herm. Boerhaave Aphorismos de cognoscendis & curandis morbis, in-4. 5 vol. rel.   60 l.
Chaque volume se vend séparément.

Dionis, Cours d'Opérations de Chirurgie, avec les notes de M. de la Faye, 8e édition, in-8. fig. rel.   8 l.

——Le même, relié en 2 vol.   9 l.

Le Blanc, Opérations de Chirurgie, in-8. 2 vol. fig. rel.   12 l.

——Traité des hernies, in-8. fig. rel.   6 l.

Laffus, Discours historiques sur les découvertés en anatomie, in-8. bro.   3 l. 12 f.

——Traité des fractures & luxations, in-12. fig. bro.   2 l.

——Nouvelle méthode de traiter les maladies de l'articulation du coude & du genou, trad. de l'Anglois, in-12. bro. 15 f.

——Manuel de l'Amputation des Membres, trad. de l'anglois, in-12. br.   2 l.

Bertin, Ostéologie, suivie de Mémoires de M. Hérissant sur l'ossification, in-12. 4 vol. fig. rel.   10 l.

Poissonnier, Abrégé d'Anatomie, in-12. 2 vol. rel.   6 l.

Poupart, Traité des Dartres, nouv. édition, in-12 bro.   2 l. 10 f.

La Faye, Principes de Chirurgie, 6e édit. in-12. rel.   3 l. 12 f.

Petit, Œuvres chirurgicales, in-8. 3 vol. fig. rel.   21 l.

(4)

Lorry, De Melancholiâ, in-8. 2 vol. rel. 10 l.

—De Medicinâ staticâ Sanctorii, in-12. 3 l.

Morgagni, de sedibus & causis Morborum. Lovanii, in-4. 4 vol. rel. en 2.   28 l.

Quarin, Methodus med. inflammationum, in-12. bro.   2 l.

Rouppe, de Morbis navigantium, in-8. 5 l.

Beauchesne, de l'influence des affections de l'ame dans les maladies nerveuses des femmes, 2ᵉ édition augmentée, in-8 bro.   2 l. 8 s.

De la Roche, Analyse du systême nerveux, in-8. 2 vol.   9 l.

De Laudun, Abus des bouillons de viande dans les maladies fébriles, in-12. bro. 2 l.

Dict. de Médecine, de Chirurgie & de l'art Vétérinaire, in-8. 6 vol.   18 l.

Duchanoy, Art d'imiter les eaux minérales, in-12.   3 l.

Klein, Médecin interprète de la Nature, in-12, 2 vol.   5 l.

Landais, Allaitement des enfans, in-8. bro.   1 l. 4 s.

Levret, Allaitement des enfans, in-8. bro.   2 l. 8 s.

Retz, Météorologie appliquée à la Médecine & à l'Agriculture, in-8. bro. 3 l. 12 s.

Jeannet des Longrois, De la Pulmonie, nouvelle édition, in-12. br.   2 l. 10 s.

D'Hiarce, Erreurs populaires sur la Médecine, in-12. br.   3 l.

Huxham, Essai sur les Fièvres, in-12. rel. 3 l.

Bordenave, Essai de Physiologie, in-12. 2 vol. br.   4 l. 10 s.

MANUEL
PRATIQUE
DE L'AMPUTATION
DES MEMBRES.

PREMIÈRE PARTIE
DE L'OPÉRATION DE L'AMPUTATION.

CHAPITRE PREMIER.

De l'usage de la ligature ou bande circulaire.

LA différence qu'il y a entre ma manière d'opérer & celle des autres Chirurgiens consiste premièrement, dans le procédé par lequel on divise les parties, pour faire ce qu'on appelle l'opération de l'amputation ; secondement, dans la

A

manière de panfer le malade après l'opération & pendant tout le temps de la
cure. Je vais m'expliquer fur ces deux
fujets avec toute la clarté dont je fuis
capable.

Premièrement, quant au procédé opératoire, je différe des autres dans l'application de la ligature ou bande circulaire, dans la quantité de peau qu'il
eft néceffaire de conferver, & auffi dans
la manière d'exécuter la double incifion. Je vais d'abord rapporter le fentiment des meilleurs auteurs modernes fur
cette matière, j'expoferai enfuite mes
idées : le lecteur tirera la conféquence.

» Tandis qu'un aide tient la jambe
» du malade, on roule trois ou quatre
» fois à l'entour, environ à quatre ou
» cinq pouces au deffous de l'extrémité
» inférieure de la rotule, une bande de
» linge fin d'un demi-pouce de largeur.
» Cette bande étant arrêtée avec une
» épingle, fert à marquer la route du
» couteau, qu'on ne pourroit peut-être
» fans cela conduire auffi adroitement. «
Sharp, Traité d'Opérat. de Chirurgie.

» Le membre étant fixé, on fait d'abord
» une incifion aux tégumens, un demi-
» pouce au deffus de la ligature circu-
» laire qui doit être bien ferrée & atta-

» chée avec une épingle. Il me semble
» que l'intention de la plûpart des Chi-
» rurgiens est de ne se servir de cette
» ligature que comme d'un guide pro-
» pre à conduire le tranchant de l'instru-
» ment, selon le conseil de M. Sharp,
» & pour couper soit au dessus, soit au
» dessous d'elle, à tout hasard. Ils serrent
» ordinairement cette ligature très-peu.
» Heister veut qu'on la serre fortement,
» afin de rapprocher les chairs de l'os
» & de les bien affermir, car il coupe
» en une fois les tégumens & les mus-
» cles jusqu'à l'os. Il ajoute qu'il faut
» inciser au dessous de la ligature,
» comme le conseille aussi Monro dans
» les Essais de médecine d'Edimbourg.
» Les Chirurgiens François pensent de
» même. Le Dran ne se sert pas de la
» ligature pour conduire son instrument,
» mais pour comprimer & assujétir les
» chairs. Remarquez qu'en incisant au
» dessus de la ligature, l'opérateur n'est
» point embarrassé lorsqu'il s'agit de
» faire la seconde incision qui doit di-
» viser tous les muscles jusqu'à l'os,
» tandis qu'en incisant au dessous, la
» ligature glisse ordinairement & se
» trouve sous le tranchant de l'instru-
» ment. Un autre avantage que procure

» la ligature ſerrée autant qu'il eſt poſ-
» ſible autour du membre, avant que
» d'être attachée avec une épingle, c'eſt
» qu'elle contribue à ſoulever la peau
» & à la détacher, pour ainſi dire, des
» muſcles ſubjacens, lorſque l'aide la
» tire en haut, ce qui n'arrivera point
» ſi l'on inciſe au deſſous de la ligature;
» mais en inciſant un peu au deſſus,
» les tégumens feront diviſés ſans que
» les muſcles ſoient coupés, le malade
» ſouffrira moins, & l'opération ſera
» faite avec dextérité.« *Bromfield*, Obſervations de Chirurgie.

M. Bromfield ayant approfondi cette
matière, je me ſuis décidé à tranſcrire
le paſſage en entier & à en rapporter
tous les détails, parce qu'il contient
auſſi le ſentiment des autres praticiens.
Pour abréger, j'oſe aſſurer que ſoit que
l'on inciſe au deſſus, ou au deſſous de
la ligature, ſoit qu'on la conſidére
comme un guide qui dirige l'inſtrument, ou comme un moyen capable de
comprimer & d'aſſujetir les chairs, en
un mot, de quelque manière qu'on en
conſidére l'effet, il ſera beaucoup plus
avantageux de ne point s'en ſervir,
comme je le prouverai par la méthode
ſuivante, qui d'après l'expérience eſt

fupérieure aux autres à tous égards. Tout praticien doit chercher à diminuer, autant qu'il eft poffible, les douleurs d'un malade & fes frayeurs : & comme nous voyons qu'après avoir appliqué le tourniquet, chaque inftant de délai jette le patient dans le trouble & dans l'appréhenfion, qui augmentent & fe prolongent par le temps qu'on employe à mettre la ligature ; on ne doit pas s'en fervir, fur-tout fi l'on ne retire point de fon application un avantage confidérable. C'eft pourquoi, le tourniquet étant appliqué, un aide doit avec fes deux mains empoigner le membre circulairement, & tirer fortement en haut la peau & les mufcles : enfuite le Chirurgien fixant avec attention l'endroit où il doit commencer fon opération, fera avec un couteau une incifion circulaire à la peau & au tiffu cellulaire, avec d'autant plus de facilité & de promptitude, que ces parties feront fortement tendues. L'attention de l'opérateur n'étant point portée toute entière à fuivre exactement en incifant la ligne circulaire de la ligature, il fera fon opération beaucoup plus vîte qu'on n'a coutume de la faire en fuivant l'ancienne méthode.

A iij

Ainsi l'application de la ligature avant l'incision, occasionne une perte de temps considérable, & nuit à la promptitude avec laquelle on doit opérer. De plus, comme de toutes les incisions, celle de la peau est la plus douloureuse, il faut toujours la faire le plus promptement qu'il est possible. On peut encore ajouter qu'en tirant en haut la peau & les muscles, comme je le conseille, on vient à bout d'en conserver assez pour servir comme de coussin à l'extrémité de l'os. C'est d'après toutes ces raisons que je pense qu'on ne doit point faire usage de la ligature.

Cependant, je crois devoir observer, par égard pour ceux qui m'ont communiqué leurs avis sur cette matière, que quelques Praticiens célèbres pensent que le délai, occasionné par le temps qu'on emploie à mettre la ligature, est de peu de conséquence, & que par son application, ou en se servant d'une bande d'emplâtre agglutinatif, l'incision sera faite plus exactement. J'ai toujours opéré sans ligature, & je puis assurer n'en avoir jamais éprouvé d'inconvénient. Il ne me paroît pas qu'en s'en servant les parties soient coupées dans une direction plus favorable. Je pense au contraire que cette ligature nuit à la promptitude avec laquelle on doit opérer. On a objecté que , lorsqu'il est nécessaire d'amputer quand des abcès ont percé la peau au-dessus du genou , on ne peut faire alors une incision parfaitement circulaire , à égale distance , sans couper dans le membre plus haut qu'il ne convient. On ajoute qu'il est prudent , dans de semblables circonstances , de faire quelquefois l'incision circulairement , mais obliquement , afin de ne pas toucher aux tégumens viciés d'où le pus s'est écoulé , & que les parties molles sont quelquefois si altérées, qu'on ne peut connoître toute l'étendue de ce désordre qu'à mesure qu'on fait son incision : dans ces circonstances , on prétend que la ligature sert à diriger utilement la main du Chirurgien , pour l'aider à conserver autant de peau saine qu'il est possible d'en conserver. Dans le cas d'un abcès , ou de toute autre maladie des parties molles, j'ai coutume, avant l'opération , de tracer avec de l'encre, ou avec une liqueur colorée, une ligne par laquelle doit passer le tranchant de l'instrument , & j'opère alors avec un couteau plus petit que celui dont on se sert ordinairement pour les amputations. Un couteau d'une grandeur médiocre est

A iv

beaucoup plus commode, on le manie plus aifément, & l'œil le dirige mieux qu'un grand inftrument. Après avoir communiqué la plupart des remarques que j'ai reçues des autres Chirurgiens, avec la pratique que j'ai adoptée, chacun au refte fuivra la méthode que fon jugement & que les circonftances particulières paroîtront indiquer. D'après l'avis que j'ai reçu, depuis peu de temps, d'un Chirurgien très-inftruit & plein de candeur, la ligature lui paroît en général inutile : un fil trempé dans l'encre, & avec lequel on fait autour du membre une trace circulaire, doit fuffire dans tous les cas.

CHAPITRE II.

De la double incifion.

JE fuis convaincu que la double incifion, telle qu'elle eft prefcrite & généralement exécutée par les meilleurs Praticiens, eft encore fufceptible d'une grande perfection. Ceux qui voudront y réfléchir, fans fe laiffer entraîner par le préjugé, en feront perfuadés comme moi, fur-tout s'ils comparent les préceptes des meilleurs Ecrivains avec ce

que la raison & l'expérience ont appris ;
& c'est ce que j'exposerai dans la suite de
cet Ouvrage.

» Le tourniquet de Petit étant appli-
» qué selon l'usage, pour arrêter le cours
» du sang, & le membre étant soutenu
» par deux aides, je coupe avec un cou-
» teau courbe & d'un seul coup la peau
» & la moitié des muscles par une inci-
» sion circulaire ; ensuite faisant retirer
» en haut la peau & les chairs par l'aide
» qui tient la partie supérieure du mem-
» bre, je fais une seconde incision cir-
» culaire, précisément au niveau de la
» peau coupée & retirée. Par celle-ci je
» ne coupe point de peau, mais seule-
» ment les muscles jusqu'au périoste, &
» ensuite je scie l'os. « *Le Dran*, Opérations de Chirurgie.

» Le cours du sang étant arrêté, l'opé-
» rateur commencera l'incision immédia-
» tement au-dessous de la ligature. Il
» coupera d'abord la partie postérieure
» de la jambe, & conduisant le couteau
» de son côté, il pourra faire tout d'un
» trait plus de la moitié de l'incision cir-
» culaire. Ensuite portant le couteau sur
» la partie extérieure de la jambe, il
» continuera de couper jusqu'à l'endroit
» où il avoit commencé ; de telle ma-

A v

» nière que les deux incisions venant à se
» rencontrer n'en forment qu'une seule ;
» laquelle doit aller jusqu'aux muscles
» par delà le corps graisseux. Alors on
» ôtera la ligature, & un aide tirant la
» peau vers le genou aussi haut qu'il sera
» possible, l'opérateur coupera les chairs
» tout contre les bords de la peau qui est
» tirée vers le genou, & il les coupera
» jusqu'aux os, de la même manière qu'il
» a coupé la peau. « *Sharp*, Opérations
de Chirurgie, p. 227.

» La ligature étant appliquée, & le
» tourniquet bien serré, on fait d'abord
» une incision circulaire aux tégumens :
» si quelque portion de peau ou de tissu
» cellulaire est encore adhérente aux
» muscles après cette première incision,
» on la coupera avec la pointe du cou-
» teau, de manière que les tégumens
» puissent glisser aisément sur les mus-
» cles. Ensuite l'aide tirera en haut la
» peau autant qu'il est possible, rétraction
» que l'opérateur peut encore faciliter
» avec ses doigts : puis il appliquera le
» tranchant du couteau très-près de l'in-
» cision circulaire faite aux tégumens,
» coupera les muscles jusqu'à l'os, selon
» la manière ordinaire. « *Bromfield*, Observations de Chirurgie, tom. I, p. 150.

Le Dran, après avoir fait l'incision circulaire, conseille de tirer la peau & les muscles vers la partie supérieure du membre, & de couper ensuite à travers les muscles jusqu'à l'os. Sharp veut qu'après l'incision circulaire, on retire la peau autant qu'il est possible, & qu'on coupe les chairs jusqu'à l'os tout contre les bords de la peau qui est tirée en haut. Le procédé de Bromfield est plus judicieux, & conforme à celui des meilleurs Chirurgiens actuels. Il dit donc qu'après l'incision circulaire des tégumens, il faut, si quelque portion de ces tégumens adhère encore aux muscles, la couper & la dégager. Mais, en suivant exactement le procédé de Bromfield, on ne saitpoint encore quelle quantité de peau l'on conserve, ce qui varie nécessairement suivant les individus : car, dans quelques-uns, le tissu cellulaire & les attaches ligamenteuses cèdent plus promptement que dans d'autres ; & lorsqu'il y a eu une inflammation ou une suppuration dans le lieu où il faut inciser la peau, & qu'il en est résulté des adhérences, alors les parties molles ne se rétractent pas si bien. Il est certain qu'aucun des auteurs ci-dessus nommés ne conserve une quantité de peau suffisante, ou

A vj

du moins une quantité déterminée. Par une suffisante quantité, j'entends tout autant qu'on veut qu'il en reste après l'opération pour bien recouvrir toute la surface de la plaie avec la plus grande facilité ; car c'est de cette attention particulière & très-importante que dépend essentiellement la promptitude de la cure. L'avis de Bromfield est de tirer en haut la peau autant qu'il est possible ; mais il ne dit pas précisément quelle est la quantité que l'on doit conserver. Son conseil *de tirer la peau en haut autant qu'il est possible*, ne fixe pas la juste quantité qu'il faut conserver. C'est donc à une expérience ultérieure à décider combien il faut en conserver pour obtenir la cure la plus prompte.

Après avoir incisé la peau & le tissu cellulaire, comme je l'ai déja dit, tandis qu'un aide tient toujours le membre ferme, il faut couper & détacher avec la pointe du couteau le tissu cellulaire & les attaches ligamenteuses jusqu'à ce que l'aide ait tiré en haut beaucoup de peau & en assez grande quantité, pour qu'avec une partie des muscles la plaie puisse ensuite être recouverte aisément. J'ai éprouvé moi-même, dans une infinité de circonstances, que cela pouvoit être facilement exécuté.

Ma méthode particulière consiste dans la manière de couper les muscles. Sharp veût qu'après avoir d'abord coupé la peau, on coupe ensuite les chairs tout contre les bords de la peau tirée vers le genou. Il seroit inutile de produire sur cette matière le témoignage d'aucun autre auteur, parce que le procédé de Sharp est aujourd'hui suivi par les meilleurs Praticiens. Quoique l'on puisse guérir promptement le malade en recouvrant seulement la plaie avec la peau & le tissu cellulaire, néanmoins le procédé que je vais indiquer est de la plus grande importance, sur-tout dans les amputations de la cuisse, parce que la surface du moignon sera plus égale & plus régulière, les parties divisées se réuniront mieux, & l'espèce de coussin que la peau doit former sur l'os sera plus épais. C'est pourquoi, après avoir séparé le tissu cellulaire & ses attaches dans une étendue suffisante, au lieu d'appliquer le tranchant près du bord des tégumens, & de couper les muscles jusqu'à l'os par une incision circulaire & perpendiculaire, je fais au contraire l'opération de la manière suivante. Supposons qu'il s'agisse d'amputer la cuisse, & que vous soyez situé du côté externe du mem-

bre ; coupez tous les muscles obliquement jusqu'à l'os , en commençant par
le vaste interne , de manière que le
tranchant de votre couteau soit sous les
tégumens. Par cette section oblique des
muscles , l'os sera découvert de la largeur de trois à quatre travers de doigts
plus haut qu'il ne l'est quand on coupe
les muscles circulairement & perpendiculairement. Tirez ensuite le couteau
vers vous , alors sa pointe appuie sur
l'os ; suivez le bord des tégumens dans la
même ligne oblique , déja tracée par la
première incision ; divisez le reste des
muscles en faisant tourner autour du
membre le couteau , dont la pointe doit
être toujours en contact avec l'os.

Cette incision des chairs s'exécutera
avec encore plus de promptitude , si
pendant qu'un aide tient ferme les parties & les releve , un autre a soin d'empêcher que la peau ne soit coupée, pendant que le couteau passe sous le membre. Plusieurs praticiens, lorsqu'ils sont
parvenus à ce point de l'opération, s'occupent alors de détacher le périoste de
l'os, dans une étendue considérable au
dessus & au dessous de l'endroit qu'il
faut scier, ce qu'ils ont coutume de faire
si minutieusement , qu'ils perdent un

temps confidérable à exécuter cette dénudation de l'os. Cette pratique me paroît inutile & même nuifible ; il fuffit d'incifer le périofte & de dénuder l'os dans l'endroit feulement où doit paffer la fcie, ce que l'on peut exécuter en un feul coup, en faifant tourner le couteau autour de l'os.

Monro dit dans fon Oftéologie, qu'un des ufages du périofte eft de raffembler & de foutenir les vaiffeaux qui fe diftribuent aux os. N'eft-ce pas chercher à exciter la fuppuration & l'exfoliation, que de détruire cette membrane au deffus de l'endroit où l'on veut fcier l'os ? N'eft-ce pas anéantir la circulation fur la furface de l'os, & produire les acccidens ci-deffus mentionnés ? Il eft bien plus convenable, comme Gooch & Bromfield le confeillent, de retirer en haut les chairs, & d'incifer le périofte feulement dans l'endroit où l'on veut appliquer la fcie. Par ce moyen, on vient à bout de fcier l'os plus haut qu'on n'a coutume de faire, ce qui produit un avantage confidérable, & s'accorde très-bien avec le projet que nous avons de prévenir la faillie de l'os & de procurer au moignon une petite cicatrice.

Je crois maintenant m'être expliqué avec affez de clarté pour être parfaitement entendu. Je fuis fâché d'obferver que je ne m'étois pas fuffifamment expliqué dans la première édition de cet ouvrage, fur ma manière d'incifer les mufcles obliquement; il étoit raifonnable de fuppofer d'après ma propre defcription, qu'après avoir découvert l'os avec le milieu du tranchant du couteau, je continuois de couper les mufcles tout autour du membre avec le milieu du tranchant de cet inftrument, & cependant c'étoit principalement avec la pointe du couteau que je coupois les mufcles obliquement, ayant la plus grande attention à ne pas couper une portion des tégumens, quand l'inftrument paffe fur la partie inférieure du membre.

Une amputation de la cuiffe, faite d'après le plan que je viens de tracer, doit, fi vous avez foin de ramener les chairs en devant, donner un moignon à peu près conique, dont la pointe répondra à l'extrémité de l'os : cette manière de couper les chairs étant en effet la meilleure pour que le moignon n'ait pas la forme d'un pain de fucre.

CHAPITRE III.
De la ligature des Artères.

APRÈS avoir décrit le manuel de l'amputation, je devrois, pour suivre mon plan, parler de la manière de panser la plaie après l'opération & pendant toute la cure ; mais je me bornerai à donner quelques préceptes utiles dont l'omission préjudicieroit au dessein que l'on a de réunir les parties selon la première intention.

Quoiqu'on se propose de réunir la plaie immédiatement après l'opération, elle ne peut néanmoins l'être complétement, mais elle se réunira cependant beaucoup plus vîte que ne le croient ceux qui n'ont pas pratiqué ma méthode. On a si mal interprété mes expressions, qu'on m'a fait dire qu'à la levée du premier appareil, on trouvoit la plaie à peu près cicatrisée, & on en a conclu qu'il falloit mettre dans le pansement un délai qui est nuisible à la curation du malade. Mais je n'ai rien voulu dire sinon qu'une grande partie de la plaie se réunira très-promptement, & que lorsque la suppuration se fera faite, les parties fe trouveront dans un tel contact, qu'il en réfultera néceffairement une réunion fecondaire très-prompte.

Pour que l'on ne foit pas privé de cet avantage, il eft de la plus grande importance de ne point lier les vaiffeaux avec l'aiguille, felon la méthode ancienne par laquelle l'artère, la veine & le nerf, & quelques-unes des parties adjacentes font comprifes dans l'anfe du fil, car une telle ligature produit fouvent l'inflammation, la tenfion & la fuppuration. De plus, quelques opérateurs, lorfque les vaiffeaux font nombreux, comprennent avec le fil une fi grande quantité de fubftance mufculaire, qu'il en doit raifonnablement réfulter très-promptement la gangrène de toute la furface du moignon, outre les fpafmes qui furviennent immédiatement après cette manière de lier les artères; à quoi on peut ajouter qu'une forte conftriction retarde la chûte de la ligature : toutes ces chofes forment autant d'obftacles à la prompte réunion que l'on a en vue. Lorfqu'on faifit l'artère avec une pince, & qu'on la lie feule autant qu'il eft poffible, il n'en réfulte qu'une très-petite douleur momentanée, ce qui ne s'oppofe point

à la réunion de la plaie. Il feroit fuper-
flu de citer ici mon propre témoignage,
après tout ce qui a été écrit par diffé-
rents auteurs modernes, pour prouver
qu'en fuivant ce procédé, les malades
n'ont rien à craindre de la part de l'hémorrhagie, fi plufieurs chirurgiens du
premier rang ne continuoient encore de
lier les artères avec une aiguille courbe :
tant il eft facile d'être fubjugué par la
routine & le préjugé. J'obferverai donc
que l'on fe fert de la pince depuis plufieurs années dans notre hôpital : & fi les
fuccès prouvent la bonté d'une méthode, cet inftrument mérite tous les
éloges qu'on lui a donnés, comme on
le verra plus amplement dans le cours
de cet ouvrage.

Fin de la première Partie.

SECONDE PARTIE.

CHAPITRE PREMIER.

Des Panſemens.

CONFORMÉMENT au plan que nous avons ſuivi juſqu'à préſent, nous allons d'abord expoſer le ſentiment des meilleurs auteurs ſur la manière de panſer la plaie. » L'opération faite, on appliquera » ſur la plaie de la charpie ſéche & » brute; & au cas que les petits vaiſ- » ſeaux donnent beaucoup de ſang, on » pourra mêler dans la charpie, une » poignée de fleur de farine qui aidera » à mieux boucher leurs orifices. Avant » que de mettre la compreſſe, il faut » ſerrer le moignon avec des tours de » bande qu'on commence dès le bas » de la cuiſſe, en deſcendant par do- » loire juſqu'à l'extrémité du moignon; » l'uſage de ce bandage eſt de tenir la » peau avancée vers le moignon, car » malgré les meſures qu'on a déja priſes

» auparavant pour cela, elle ne laisse-
» roit pas que de se retirer jusqu'à un
» certain point, si elle n'étoit ainsi as-
» sujettie. « *Sharp*, Opérations de
Chirurgie, pag. 230.

» La douleur étant un symptôme re-
» doutable & capable de produire beau-
» coup d'accidens, lors même qu'une
» opération a été bien faite, on doit di-
» riger toute son attention à la préve-
» nir où à la calmer. Pour cet effet,
» on ne doit point se servir d'un bandage
» circulaire serré : car il gêne le cours
» du sang, augmente la douleur & pro-
» duit plusieurs accidens graves & con-
» sécutifs. La plus petite réflexion suf-
» fit pour nous convaincre de l'absurdité
» de cette pratique ; car au lieu de s'op-
» poser à l'hémorrhagie, elle en est
» une des causes, comme l'a très-bien
» démontré le professeur Monro, l'un
» des plus grands hommes de ce siecle.
» Un peu de charpie appliquée molle-
» ment & également, un emplâtre de
» triapharmacum, ou de cérat, & par
» dessus tout cela un bonnet de laine,
» dont on couvrira le moignon, for-
» ment le meilleur appareil qu'on puisse
» appliquer, à quelque membre que
» l'amputation ait été faite. Cet appa-

» pareil céde aifément à la diftenfion
» des vaiffeaux, lorfque la vîteffe du
» fang eft augmentée, rend la circu-
» lation plus libre, & par conféquent
» caufe moins de douleur, moins de
» fièvre & d'inflammation que lorf-
» qu'on fait un bandage circulaire un
» peu ferré. D'ailleurs j'ai obfervé que
» la plaie fe déterge plus promptement,
» que le pus eft moins abondant & de
» meilleure qualité : d'où nous pouvons
» raifonnablement conclure qu'en ne fe
» fervant point du bandage circulaire,
» la vie du malade eft moins expofée
» à toutes fortes d'accidens. « *Gooch*,
Traité de Chirurgie , tome 2, page
335.

Bromfield dans le premier volume
de fes Obfervations de chirurgie, page
172, après avoir décrit le manuel de
l'amputation, ajoute que pour obtenir
l'avantage qui réfulte de la double incifion, la peau doit être tirée en devant
par un aide, & maintenue avec un bandage circulaire : mais il paroît enfuite
fe contredire lui-même, & laiffer au
moins le lecteur dans le doute fur l'u-
tilité ou l'inutilité du bandage circulaire : d'abord il confeille de s'en fervir,
puis il dit que les chirurgiens s'occupent

trop du soin de ramener promptement
la peau en devant, & de la maintenir
dans cette situation; mais je vais rapporter les propres paroles de cet auteur.

» Je pense en général que nous nous
» occupons trop du soin de ramener la
» peau en devant, aussitôt que l'am-
» putation est faite, espérant la fixer
» & la maintenir précisément dans
» cette situation : mais j'ai vu souvent
» qu'un bandage circulaire serré, ap-
» pliqué dans cette intention, produi-
» soit de mauvais effets ; j'ai vu des
» abcès en être la suite. Lors donc
» qu'on applique le bandage roulé, on
» doit bien prendre garde en faisant pas-
» ser la bande au dessous du genou, que
» les bords tranchans du tibia qui a
» été scié, ne s'impriment par la trop
» forte pression du bandage dans les té-
» gumens. C'est pourquoi nous avons
» toujours eu soin de mettre aux per-
» sonnes maigres un plumaceau d'é-
» toupe un peu épais, ou une compresse
» de linge de chaque côté du tibia,
» pour s'opposer à la pression trop forte
» de la bande sur l'os, en la passant au-
» tour du moignon ; & lorsque la peau
» est bien soutenue & bien affermie par

» le dernier tour de bande, on attache
» cette même bande avec une épin-
» gle. » *Bromfield*, Obfervations de
Chirurgie.

On peut conclure de ce paffage, que
foit qu'on applique un bandage roulé
immédiatement après l'opération, foit
qu'on attende pour s'en fervir que l'inflammation foit paffée au moyen d'une
douce déterfion de la plaie, ces deux
cas reftent abfolument indéterminés par
les meilleurs praticiens. Si vous appliquez un bandage roulé un peu ferré
pour ramener la peau en devant, les
tégumens ne pouvant céder à l'inflammation & à la tenfion du moignon, ce
bandage doit néceffairement occafion-
ner tous les inconvéniens que lui attri-
buent tous les auteurs cités ci-deffus.
D'où l'on voit quel mal on a produit
en s'en fervant auffitôt après l'amputation. En effet, les praticiens ont fait
une peinture fi frappante des accidens
arrivés à ceux qui ont été panfés de
cette manière, qu'il n'eft pas étonnant
que plufieurs aient totalement rejetté
ce bandage.

Je donnai pendant l'année 1770, une
attention très-fuivie à tout ce que j'avois
vu & lu fur cette matière. J'avois fouvent

vent obſervé que malgré l'avantage de la double inciſion exécutée comme on l'avoit fait juſqu'alors, il en réſultoit une forte inflammation, une ſuppuration abondante, l'exfoliation de l'os, la ré-traction des muſcles : la cure étoit lon-gue, ſur-tout à la cuiſſe ; quelquefois la plaie reſtoit incurable, ou le moignon prenoit la forme d'un pain de ſucre : j'ai vu en effet tous ces accidens arriver lors même que l'opération avoit été faite par ceux qui, dans ce pays, tien-nent le premier rang dans leur pro-feſſion.

Si l'on n'applique le bandage roulé que lorſque la plaie a ſuppuré & qu'elle eſt bien détergée, l'expérience prouve que ce bandage devient inutile, & qu'il ne peut remédier à aucun des accidens ci-deſſus mentionnés. Lorſque l'inflam-mation s'eſt emparée du moignon, le tiſſu cellulaire, qui dans l'état ſain, c'eſt-à-dire, immédiatement après l'opération, eſt ſuſceptible de s'étendre conſidérablement, eſt alors ſi altéré par l'inflammation qui a précédé & par la ſup-puration, d'où réſultent des adhérences auxquelles toutes les parties membra-neuſes dans un état d'exudation inflam-matoire ſont expoſées, qu'il ne peut

B

absolument prêter & s'alonger. Pour prouver ce que j'avance, effayez de ramener en devant la peau après le premier degré d'inflammation, & vous trouverez déja l'adhérence fi exacte, que le tiffu cellulaire ne s'étendra que très-dificilement, & fur-tout près du bord du moignon, où l'inflammation a été plus confidérable qu'ailleurs. Et fi vous continuez à vouloir ramener la peau en devant, vous verrez qu'elle fe repliera fur le bord du moignon, & que ce ne fera qu'avec la plus grande peine que vous viendrez à bout de la maintenir dans cette fituation à l'aide d'un bandage circulaire, dont l'application produira beaucoup de douleur au malade, à raifon de l'extenfion forcée que foufriront des parties tendres, délicates, adhérentes & récemment unies enfemble.

On peut donc conclure de tout ce qui vient d'être dit, premièrement, que l'adhérence qui réfulte d'une inflammation, nous prouve qu'après l'amputation la peau doit être ramenée en devant, afin qu'elle puiffe être maintenue dans cette fituation par cette même adhérence.

Secondement, que s'il eft poffible de

ramener la peau en devant & de l'y fixer par des moyens qui n'augmentent point le gonflement inflammatoire & qui n'excitent aucun accident consécutif, ce sera un objet très-important.

Troisièmement, qu'un bandage capable de maintenir les parties dans la situation où on les a mises, & qui ne réagit point contre le gonflement inflammatoire consécutif, paroît être le meilleur appareil qu'on puisse appliquer.

Il me semble que dans certaines fractures des côtes très-douloureuses, un bandage de flanelle maintient & soutient parfaitement les parties, en ce que ce bandage s'accommode aisément aux mouvemens alternatifs de la poitrine, parce qu'il est doux, élastique & susceptible de prêter : ne peut-on pas en conclure qu'un bandage de même nature doit être appliqué préférablement à tous les autres, après l'amputation ?

OBSERVATION I.

Un malade qui avoit un gonflement blanc au genou, vint à l'hôpital pour y subir l'amputation de la cuisse ; j'étois jeune, & par cette raison, je désirois très-ardemment d'avoir du succès dans mon entreprise. Les réflexions précé-

dentes que j'avois faites alors, me déterminèrent à me fervir après l'opération,
d'un bandage circulaire fait avec la flanelle, & d'examiner attentivement s'il
occafionneroit un peu plus de douleur que
de coutume, pour ne m'en plus fervir
s'il en étoit ainfi.

Je fis le plus près du genou qu'il fut
poffible, une incifion circulaire à la
peau & au tiffu cellulaire jufqu'aux mufcles. Un aide qui tenoit la partie fupérieure de la cuiffe, tiroit à lui les parties coupées : elles s'allongèrent & cédèrent fi confidérablement, que je con-
fervai par ce moyen beaucoup plus de
peau qu'on n'a coutume d'en conferver.
Les mufcles furent coupés circulairement & perpendiculairement, & l'os fut
fcié felon l'ufage ordinaire.

Dans ce temps-là je ne prévoyois
point combien il étoit utile de conferver une affez grande quantité de peau
pour recouvrir enfuite toute la furface
de la plaie ; je ne détachai point la peau
du tiffu cellulaire dans une grande étendue, comme je le fais aujourd'hui, &
je ne coupai point les mufcles obliquement, comme je le recommande préfentement.

En lâchant le tourniquet, le fang for-

tit d'un si grand nombre de rameaux
artériels dilatés, qu'il fut nécessaire de
lier treize artères. La peau fut ensuite
ramenée en devant sur le moignon, &
maintenue dans cette situation par un
aide. Je passai d'abord autour du corps,
une bande faite avec de la flanelle très-
douce, que je déroulai sur la partie supérieure de la cuisse où ce bandage formoit un point d'appui suffisant pour soutenir & affermir la peau & les muscles.
Je conduisis ensuite la bande en devant,
en tournant autour du moignon ; quoiqu'elle ne fût pas serrée, elle soutenoit
cependant les parties suffisamment, &
comme je le desirois. Je mis sur l'os &
sur la surface des muscles divisés, de la
charpie sèche ; mais les bords de la plaie
furent pansés avec des plumaceaux couverts d'un digestif très-doux.

L'opération fut faite à onze heures
du matin : le malade alla bien jusqu'à
cinq heures du soir ; alors, il y eut une
hémorrhagie si abondante, que je fus
obligé d'ôter l'appareil. Le sang couloit
de deux artères que je n'avois point
apperçues après l'opération. Je les saisis
avec une pince & je les liai ; les douleurs que le malade ressentit, lorsque
j'ôtai la charpie & les compresses qui

étoient fort adhérentes à la surface de la plaie, firent sur moi-même une vive impression ; il m'assura souffrir davantage alors que pendant l'amputation. Après avoir lié une si grande quantité de vaisseaux, je crus le malade hors de danger de la part de l'hémorrhagie, & je vis combien il étoit absurde de panser en premier appareil avec de la charpie sèche ; ce que je ne pratiquai plus dorénavant. Il me parut évident que si nous devions nous opposer à l'adhérence de la charpie sèche sur les bords de la plaie, nous devions aussi nous opposer à cette même adhérence de la charpie, sur la surface de la plaie. C'est pourquoi, je rappliquai le même bandage de flanelle ; & au lieu de charpie sèche, je couvris la plaie avec la peau, autant qu'il fut possible, & je mis sur le centre un plumaceau couvert de digestif.

Le quatrième jour après l'opération, j'ôtai l'appareil qui se détacha très-aisément : la suppuration étoit en petite quantité, la peau recouvroit exactement la plaie, & tout étoit dans un état très-favorable, relativement au gonflement inflammatoire.

En un mot, la peau avoit déja contracté une telle adhérence, que je la trouvai fixée dans l'endroit où je l'avois placée. La suppuration fut peu abondante pendant toute la cure. En continuant de panser doucement, & en me servant toujours du même bandage pour soutenir les parties, la plaie fut parfaitement guérie dans l'espace de vingt jours. La cicatrice étoit dans le centre du moignon, & si petite qu'on auroit pu la couvrir exactement avec une pièce de vingt-quatre sous. Comme la peau formoit une portion considérable du moignon, la suppuration ayant été si petite qu'il n'y avoit eu qu'une très-légère perte de tissu cellulaire ; ce moignon paroissoit bien rempli, & formoit par cette espèce d'embonpoint un excellent coussin sur lequel le malade pouvoit s'appuyer pour marcher.

On ne se sert point dans notre hôpital, du bandage roulé fait avec de la toile, immédiatement après l'opération, ainsi que plusieurs Chirurgiens l'emploient & le recommandent encore, tant que les accidens inflammatoires subsistent & que la détersion de la plaie se fait : la pratique contraire étoit celle d'un Praticien très-expérimenté pour lequel j'ai un profond respect. Ce n'a été même qu'avec beaucoup de peine,

que j'ai pu me déterminer à effayer le
bandage de flanelle auffitôt après l'opération. Néanmoins, après l'avoir effayé,
je commençai à croire que la pratique
des Chirurgiens étoit erronée, en ce
qu'ils ne ramenoient point la peau en
devant auffitôt après l'amputation, afin
que les adhérences puffent fe former. Je
reconnus auffi que l'application de la
charpie sèche dilatoit la plaie, caufoit
une grande irritation, & par conféquent
des fuppurations féreufes très - abondantes. Je reconnus que ce procédé eft
contraire à la nature qui tend à rétablir les parties malades dans leur inté-
grité, lorfqu'elle n'eft point contrariée
par l'art. C'eft pourquoi, depuis ce
temps, j'ai toujours appliqué un bandage circulaire, & je n'ai jamais irrité
la plaie en la couvrant de charpie sèche : je me fuis toujours fervi de plumaceaux couverts de digeftif, excepté
lorfque des vaiffeaux qui n'étoient pas
affez grands pour exiger qu'on en fît la
ligature verfoient du fang. J'arrêtois alors
cette légère hémorrhagie avec des bourdonnets trempés dans un mélange d'huile
d'olive & d'huile de térébenthine, à parties égales. Ces bourdonnets tomboient
toujours d'eux-mêmes au premier pan-

ſement. Depuis ce temps, aucune des amputations que j'ai faites n'a été ſuivie d'hémorrhagie, ou d'une grande ſuppuration, ou de la mort du malade, ou d'une plaie incurable.

Meſſieurs Park & Lyon, mes confrères dans l'hôpital de Liverpool, ont adopté tout auſſitôt cette méthode. C'eſt à leur exactitude & à leur attention, que le public eſt redevable des eſſais multipliés qui ont été faits du bandage que je propoſe.

Après avoir introduit l'uſage du bandage roulé, fait avec la flanelle, nous diminuâmes beaucoup le nombre des panſemens; nous mettions les parties dans un contact mutuel, & la plaie ſe réuniſſoit & ſe guériſſoit ſelon la première intention. L'idée de ne point faire de panſemens intermédiaires, fut ſuggérée par M. Lyon, à M. Park; il fut le premier qui s'aviſa d'affronter les parties, en les rapprochant les unes contre les autres, ſur le centre du moignon, pour en obtenir la réunion ſelon la première intention.

On trouve dans les Obſervations chirurgicales de M. Bromfield, le paſſage ſuivant : » La meilleure manière de » panſer le malade après l'amputation,

B v

» eſt d'appliquer ſur l'os de la charpie
» sèche, & une compreſſe circulaire de
» linge fin & vieux, placée en dedans
» de la peau ſur les muſcles. Ce mór-
» ceau de linge a un grand avantage, en
» ce que le reſte de l'appareil tombe &
» ſe détache aiſément, quand on s'eſt
» ſaiſi de cette compreſſe. On appli-
» quera enſuite par deſſus de la charpie
» sèche, pour remplir la cavité du
» moignon. S'il arrive une légere hé-
» morrhagie de la part des petits vaiſ-
» ſeaux, on jettera de la fleur de farine
» ſur un peu de linge, qu'on appliquera
» par deſſus la première compreſſe fine
» & ſimple. On aidera la compreſſion,
» s'il eſt néceſſaire, en mettant par
» deſſus le tout des étoupes poſées mol-
» lement; les bords de la plaie ſeront
» couverts de petits plumaceaux enduits
» de digeſtif, afin que l'appareil ne
» s'attache pas trop à la plaie. «

L'application d'une compreſſe fine &
ſimple de vieux linge ſur la plaie, eſt
aſſurément une perfeÉtion de plus. Mais
ſi l'on remplit la cavité du moignon de
charpie, ſi l'on fait une compreſſion
avec des étoupes, ſi l'on ſe ſert de la
fleur de farine, il en réſultera néceſſairement une grande irritation & l'élar-
giſſement de la plaie.

L'application de la charpie sèche ſur une plaie récente paroît être très-convenable, en ce qu'elle aide à réprimer l'hémorrhagie des petits vaiſſeaux, ſur-tout lorſqu'on y ajoute une douce compreſſion. Mais je crois devoir réduire à un petit nombre de cas ſes bons effets, lorſqu'on s'en ſert après une amputation. Le lecteur jugera lui-même, de quelle utilité elle peut être lorſque les parties ont été récemment diviſées. Voyez les obſervations XXIII, XXVI & XXVIII.

On ne peut trop s'occuper, après une opération, du ſoin d'éloigner tout ce qui peut s'oppoſer à la réunion des parties qui doivent être miſes en contact, ſans l'interpoſition de la charpie sèche, ou de toute autre ſubſtance quelconque qui puiſſe agir comme un corps irritant. Il faut toujours ſe reſſouvenir que l'irritation produit l'inflammation, de laquelle réſulte la ſuppuration ; j'ai l'expérience de ce que je dis relativement à l'opération de la lithotomie, de la caſtration, du bubonocele, & de pluſieurs autres opérations importantes. Dans tous ces cas, j'ai favoriſé & obtenu la réunion des parties ſelon la première intention : tant la nature a de pouvoir à s'aider elle-même dans la réunion des parties récemment divisées, lorſqu'elle n'eſt point contrariée par l'art !

Nous ſommes quelquefois obligés dans certaines opérations, d'èmporter une portion de peau malade, par exemple lorſqu'on extirpe certaines tumeurs : & cependant, dans ce cas-là même, il ne faut point panſer le malade de manière que l'appareil adhére fortement à la plaie, il faut au contraire donner la préférence à la méthode expoſée & pratiquée dans les obſervations XXIV & XXV.

Mais pour en revenir au traitement qui convient après l'amputation, ſoit qu'on ramène la peau en devant, & qu'on la maintienne dans cet état par un bandage circulaire, ou de toute autre manière, ce ſera toujours s'oppoſer fortement à une cure prompte, que de garnir & de recouvrir la plaie de charpie sèche. Car, quoiqu'elle n'ait point par elle-même une propriété ſtimulante, néanmoins elle agit comme telle, lorſqu'on la conſidère mécaniquement : c'eſt le moyen le plus propre qu'on puiſſe employer lorſqu'on veut tenir une plaie ouverte & dilatée, car elle s'y attache toujours: & lorfque la fuppuration l'a humeétée, elle fe gonfle par fon féjour comme une éponge. Si on la laiffe féjourner dans la plaie, fi on l'y retient par un bandage circulaire, il eft facile de prévoir quelles feront les fuites de cette compreffion & de cette dilatation. Il eft encore aifé de fentir quelle douleur, quelle inflammation, quelle abondante fuppuration doit produire la charpie sèche qui remplit la cavité d'un abcès récemment ouvert par l'inftrument tranchant.

Lorfqu'on a appliqué de la charpie sèche fur la furface du moignon, après l'amputation, elle s'y attache d'abord & fe gonfle enfuite : delà naiffent des fpafmes excités par l'irritation des nerfs ; la même caufe continuant d'agir fur l'extrémité des vaiffeaux, nous pouvons préfumer qu'il en réfultera des fuppurations féreufes très - abondantes, & fouvent une forte hémorrhagie qui fe fera par les gros vaiffeaux. Si nous confidérons les effets d'un corps irritant quelconque, appliqué foit fur la furface du corps, foit fur l'extrémité des nerfs dans une plaie, nous ne ferons point en peine d'expliquer pourquoi, d'après un tel traitement, il en réfulte une inflammation confidérable. L'irritation peut être confidérée comme la caufe principale de l'inflammation. Un ftimulus augmente & excite la circulation; delà les fluides font portés & preffés dans les vaiffeaux dans un fens contraire aux loix de la circulation, & conféquemment il en réfulte de la chaleur & du gonflement, qui font les fignes caractériftiques de l'inflammation. Je fuis convaincu, autant qu'il eft poffible de l'être, d'après des obfervations très-multipliées, que ce que j'expofe ici eft conforme à ce qui arrive lorfqu'on fe conduit d'après les procédés ordinaires, dans le traitement de la plaie après l'amputation.

Suppofons que les chofes foient auffi bien qu'elles ont coutume d'être jufqu'au troifième ou quatrième jour après l'opération, on trouve alors toute la furface de la plaie confidérablement élargie, les bords en font épais & enflammés, la fuppuration féreufe, âcre & abondante. On a beaucoup de peine à détacher toute la charpie qui eft très-adhérente à la plaie ; on n'en peut efpérer & attendre la chûte entière que d'une abondante fuppuration continuée pendant plufieurs jours. Voyez l'obfervation XXII. Je suis perfuadé que la grande quantité de pus qui fe forme dans les circonſtances où les malades ont été panſés de cette manière, eſt le réſultat de l'irritation produite par un tel panſement. Ajoutez que les Chirurgiens qui paſſent pour être habiles, ne manquent point de bourrer la plaie de charpie.

Comme le pus féjourne dans l'appareil, qui de jour en jour devient plus adhérent, il doit néceſſairement augmenter en acrimonie. Non-feulement il s'oppoſe à la curation de la plaie par l'irritation qu'il excite, mais il diſpoſe encore toute l'habitude du corps à l'étiſie, foit par la réforbtion qui s'en fait, foit par la grande quantité du même fluide qui s'écoule de la plaie, & par l'irritation qu'il cauſe aux parties bleſſées. Ses effets ne fe bornent point encore là ; car, en agiſſant fur l'os, il en procure fouvent l'exfoliation, fuite ordinaire de cette manière de panſer.

Malgré l'avantage de la double inciſion, ſi l'on s'obſtine à traiter la plaie felon la méthode vulgaire, il en réſulte fouvent une grande fuppuration & l'exfoliation de l'os : la cicatrice reſte large, & le moignon prend la forme d'un pain de fucre.

Ce n'eſt point une peinture idéale que je fais ici, mais une deſcription véritatable de ce que j'ai vu ſouvent, par l'attention particulière que j'ai donnée à quarante-ſix malades traités de cette manière. Ceux qui continueront encore de les traiter de même, en ſeront aiſément convaincus.

CHAPITRE II.

Expoſition particulière de la méthode d'opérer de l'Auteur, & du traitement conſécutif.

SUPPOSONS que vous vouliez faire l'amputation de la cuiſſe. Appliquez d'abord le tourniquet ſelon la méthode ordinaire: placez-vous à l'extérieur de la cuiſſe. Faites tirer en haut la peau & les muſcles par un aide, qui avec ſes deux mains empoigne circulairement le membre. Faites une inciſion circulaire, auſſi vîte qu'il eſt poſſible, en coupant la peau & le tiſſu cellulaire juſqu'aux muſcles; détachez avec le tranchant du couteau le tiſſu cellulaire & ſes attaches juſqu'à ce qu'il y ait aſſez de peau retirée en arrière par l'aide, pour recouvrir enſuite aisément avec les muscles coupés toute la surface de la plaie.

L'aide continuant toujours à soutenir avec fermeté le membre, appliquez le tranchant de votre couteau sur le bord interne du muscle vaste interne, & d'un seul coup coupez obliquement les muscles, en haut par rapport au membre, & en bas par rapport à l'os ; ou, en d'autres termes, coupez les muscles dans une telle direction, que l'os se trouve à découvert environ deux ou trois travers de doigt plus haut qu'on n'a coutume de le faire par l'incision circulaire & perpendiculaire. Alors tirez votre couteau vers vous, de manière que sa pointe reste sur l'os, ayant attention de le tenir toujours dans la même direction oblique, afin que les muscles soient coupés tout autour du membre dans cette direction, en un tour de couteau, pendant lequel sa pointe doit être en contact avec l'os & tourner autour.

L'endroit où l'os doit être mis à découvert, soit que cet endroit se trouve deux, trois ou quatre travers de doigts plus haut que le bord des tégumens retractés ; cet endroit, dis-je, doit être réglé selon la longueur du membre & la quantité de peau qui aura été préliminairement confervée après avoir divifé les attaches du tiffu cellulaire.

La quantité de peau que l'on doit con-ferver, & la quantité de fubftance muf-culaire que l'on doit retrancher, doivent être dans une proportion fi exacte l'une à l'autre, qu'après l'opération toute la furface de la plaie puiffe être aifément recouverte, & que la longueur du mem-bre ne foit pas plus raccourcie qu'il ne convient. Cependant, il faut obferver que, plus on conferve de fubftance muf-culaire, en donnant au couteau une di-rection oblique, au lieu de divifer les attaches cellulaires, mieux on fait, pour les raifons que l'on donnera dans la fuite.

Appliquez, d'après le confeil de M. Gooch & de M. Bromfield, une com-preffe de linge fendue ou de cuir, pour foutenir & garantir les parties molles : par ce moyen, l'endroit de l'os où il faut appliquer la fcie fera plus en vue ; & c'eft exactement dans cet endroit, & non ailleurs, qu'il faut incifer le périofte avec le tranchant du couteau, pour faire une efpèce de voie à la fcie avec laquelle il faut fcier l'os.

Le membre étant coupé, faififfez avec la pince chaque artère, & liez-la feule

& à nu, autant qu'il eſt poſſible ; laiſ-
ſez pendre beaucoup plus de fil qu'on n'a
coutume d'en employer ; car ſi la ligature
eſt très-courte, ſon extrémité ſe perdra
dans les bords de la plaie.

Les gros vaiſſeaux étant liés, il faut
lâcher auſſi-tôt le tourniquet, eſſuyer la
plaie, & voir s'il n'y a point quelque
vaiſſeau dont l'orifice ſoit caché & recouvert par un caillot de ſang, ce qu'il
eſt très-eſſentiel d'examiner avant que
de mettre l'appareil ; car j'ai ſouvent obſervé une pulſation dans un endroit où
l'hémorrhagie n'avoit point paru d'a-
bord, laquelle pulſation reparoiſſoit enſuite en chaſſant un petit caillot de ſang
de l'intérieur d'une artère d'un volume
conſidérable. On doit donc donner une
attention particulière à l'hémorrhagie
qui peut arriver au premier accès d'une
fièvre ſymptomatique ; car, indépendamment de la fatigue & de la douleur
que le malade éprouve par cet accident,
il s'oppoſe encore à la réunion de la
plaie.

On nettoyera donc toute ſa ſurface
avec une éponge trempée dans de l'eau
tiède, afin qu'il ne reſte aucun caillot
de ſang, ſoit dans l'interſtice des muſcles, ſoit à l'extérieur ; ce qui s'oppo-

feroit à la réunion des parties, que l'on doit toujours avoir en vue pendant tout le traitement.

Ramenez enfuite en dedans la peau & les mufcles : commencez par fixer votre bande roulée, faite avec de la flanelle, autour du corps ; conduifez-la en faifant deux ou trois circulaires un peu ferrés à la partie fupérieure de la cuiffe, afin que dans cet endroit le bandage forme un point d'appui fuffifant pour foutenir la peau & les mufcles ; conduifez enfuite votre bande en devant vers l'extrémité du moignon, en faifant quelques tours circulaires qui ne doivent point être affez ferrés pour comprimer rudement les parties, mais affez pour les foutenir mollement & doucement.

Placez la peau & les mufcles fur l'os, dans une direction telle que la plaie réunie ne préfente qu'une ligne tranfverfale fur la furface du moignon, dont les angles foient l'un à droite & l'autre à gauche. Les ligatures feront placées de côté dans le voifinage de chaque angle de la plaie. La peau fera maintenue aifément dans cette fituation, au moyen de longues bandes de toile d'environ deux travers de doigts de large, couvertes de cérat ou de quelqu'autre médicament rafraîchissant. Cependant si les lèvres de sa plaie ne peuvent être mises en contact par ce procédé, il faut se servir de bandes d'emplâtre agglutinatif, appliquées de bas en haut pour se croiser sur la surface du moignon. On mettra par dessus un plumaceau d'étoupes & une compresse de linge. Cet appareil sera retenu par un bandage à plusieurs chefs, à peu près semblable à celui dont on se sert pour les fractures compliquées ; sa grandeur sera relative à celle du membre : deux chefs seront croisés de bas en haut sur la surface du moignon, afin de maintenir tout l'appareil.

On est dans l'usage de tenir l'extrémité du moignon beaucoup élevée au dessus de la surface du lit, & de le poser dans cette situation, sur un ou plusieurs oreillers ; cette pratique me paroît déraisonnable, en ce qu'il en résulte un tiraillement des muscles postérieurs de la cuisse. Je pense qu'il vaut mieux élever seulement le moignon, d'environ deux à trois travers de doigts au dessus de la surface du lit : cette position met les muscles dans le relâchement. M. Freer m'a dit qu'il croyoit qùe le malade feroit fitué beaucoup plus commodément fi on le faifoit coucher de côté, le membre étant fléchi comme dans les fractures de la jambe. C'eft encore lui qui m'a fuggéré l'idée du bandage à plufieurs chefs, qui me paroît beaucoup plus convenable que le bonnet de laine dont on coiffe le moignon pour retenir l'appareil, effet qu'il produit cependant affez bien. Mais fi on ne le met pas avec un foin particulier, la peau fe retire en arrière, & la plaie ne peut être panfée fans foulever d'abord le moignon pour ôter le bonnet.

M. Hey m'a fait part auffi des remarques fuivantes, très - judicieufes. » Je » penfe, dit-il, que le lieu où l'on doit » incifer les mufcles, que la hauteur à » laquelle la peau doit être retirée, & » que l'endroit où l'os doit être fcié, peu- » vent être réduits à des mefures déter- » minées. Quelques expériences fuffi- » roient pour marquer précifément dans » un membre d'une circonférence don- » née, de combien de pouces la peau » doit être retractée, &c. Cela pourroit » être mefuré en un inftant, par un » aide, pendant l'opération, en fe fer- » vant de petits brins de paille ou de » bois gradués pour cet effet. « Tout

Praticien judicieux & attentif peut difcuter à fond la valeur de ces remarques. Si l'on veut déterminer quelle quantité de peau il eft néceffaire de conferver pour couvrir la furface du moignon, on peut être aidé dans ce travail en réfléchiffant que le diamètre d'un cercle eft quelque chofe de plus qu'un tiers de fa circonférence : mais relativement à notre opération, il fuffit de le regarder comme un tiers. C'eft pourquoi, fi nous faifons l'opération à lambeau fur un membre dont la circonférence eft de neuf pouces, le lambeau néceffaire pour couvrir la plaie, doit avoir quelque chofe de plus que trois pouces de long ; & par la même règle, il eft aifé de déterminer la quantité de tégumens qu'il faut conferver pour couvrir un moignon d'une circonférence donnée, lorfqu'on fait l'amputation fans lambeau.

Si le membre eft gros, la divifion du tiffu cellulaire & de fes attaches doit être en proportion du volume du membre. Dans les perfonnes atrophiées, il fuffira de donner au couteau une direction un peu plus oblique pour découvrir l'os affez haut, afin de conferver affez de peau pour couvrir la furface de la plaie ; & lorfque cette méthode eft praticable, il faut toujours la préférer aux autres.

Je me fers maintenant pour opérer, d'un couteau droit, tranchant des deux côtés, & plus petit que celui dont on fe fert ordinairement pour l'amputation. On le manie plus aifément : d'ailleurs fa pointe étant plus arrondie que celle du couteau droit à un feul tranchant, il achève la divifion des attaches celluleufes & fait la fection oblique des mufcles beaucoup plus promptement. De plus, il eft avantageux que pendant toute l'opération chaque tranchant du couteau coupe par le plus léger tour de main.

Je fuis pleinement convaincu que dans l'amputation de la cuiffe, la fection oblique des mufcles a plufieurs avantages fur l'incifion circulaire & perpendiculaire des mêmes mufcles, quoique par ce dernier procédé on ait confervé affez de peau pour bien recouvrir toute la furface de la plaie. Mais cette incifion oblique des mufcles n'eft pas d'une auffi grande néceffité dans l'amputation du bras, de l'avant-bras & de la jambe, parce qu'indépendamment de cette obliquité, on peut toujours conferver affez de peau & de tiffu cellulaire pour recou

vrir

vrir toute la plaie. Dans l'un & l'autre cas , la réunion & la cure font également promptes.

Il n'en eft pas de même de l'amputation de la cuiffe, où l'on a befoin d'une efpèce de couffin entre l'os & la jambe de bois , pour permettre au malade de marcher. C'eft pourquoi, plus on donnera au couteau une direction oblique en coupant les mufcles, plus le moignon fera garni de fubftance mufculaire. Le bout de l'os dont la preffion eft incommode & douloureufe, fera un peu éloigné de la furface de la jambe de bois. D'ailleurs, la circulation plus vive & plus rapide par ce moyen dans toute l'extrémité de l'os & du moignon, diminuera le danger de l'exfoliation.

Un autre avantage qui réfulte de l'incifion oblique des mufcles, eft l'efpèce d'embonpoint & l'uniformité des parties après la cure. Au contraire lorfqu'on incife les mufcles circulairement & perpendiculairement, la peau refte inégale & comme déformée en faifant plufieurs plis , & cela arrive principalement lorfqu'on en a trop confervé. Voyez les obfervations XXII & XXVIII.

Dans une amputation de la cuiffe, les mufcles avoient été coupés circulairement & perpendiculairement. Le malade étant guéri, j'ai vu les muscles se rétracter, le bout de l'os s'altérer dans l'espace de quelques mois, devenir pointu & faire une saillie d'environ deux pouces de long, quoique recouvert par la peau. Le malade étoit dans l'impossibilité de se servir d'une jambe de bois; preuve convaincante de la nécessité de conserver la substance musculaire par l'incision oblique. Voyez l'observation XX.

Plusieurs Chirurgiens de réputation sont encore dans l'usage de comprendre avec la ligature faite à une artère une portion considérable des parties voisines, croyant que cela ajoute à la perfection de la ligature. Lorsqu'on lie plusieurs artères de cette manière, on doit s'attendre à la gangrène du moignon. Il en résulte au moins un degré d'irritation considérable, qui excite l'inflammation & la suppuration. Peut-on après un procédé aussi absurde espérer la réunion des parties, tentée dans des circonstances absolument défavorables? Un autre inconvénient qui résulte de cette même pratique est l'adhérence que contracte la ligature, sur-tout lorsqu'elle embrasse quelques parties membraneuses:

l'irritation devient continuelle , & la
cure est prolongée.

Il arrive quelquefois que lorsque deux
ou plusieurs artères sont situées les unes
à côté des autres, l'opérateur essaye de
les comprendre toutes dans une seule &
même ligature. J'ai toujours évité d'en
agir ainsi, parce qu'alors la ligature tient
trop fort & ne tombe que très-tardive-
ment.

Quant au danger de l'hémorrhagie ,
je conseille au jeune Praticien de ne
point s'effrayer, & de se laisser conduire seulement par l'expérience, le
meilleur guide qu'il puisse avoir dans
la pratique. Dans toutes les amputations
que j'ai faites depuis quelques années
dans l'hôpital de Liverpool , chaque
artère a été liée seule, & à nu autant
qu'il a été possible, en me servant de
la pince & d'une ligature modérément
serrée. J'en excepte quelques circonstances dans lesquelles l'artère étoit tellement située , que j'ai été obligé de
me servir de l'aiguille courbe pour la
lier. Mais personne ne peut assurer que ,
dans aucun cas , j'aie été forcé de lever
l'appareil avant le temps ordinaire pour
remédier à l'hémorrhagie.

Quant à la direction qu'il faut donner

aux lèvres de la plaie pour les rapprocher & les réuuir, je les ai toujours difpofées de manière que la cicatrice a préfenté une ligne tranfverfale fur le moignon de droite à gauche. En général la fuppuration eft peu abondante, & il eft utile, dans l'amputation de la cuiffe, de fe conduire comme je le propofe. Mais fi la cicatrice que préfente la plaie réunie eft de haut en bas & comme rayonnée, elle fe trouvera directement oppofée à l'os, & le malade, en marchant avec une jambe de bois, éprouvera que la preffion fe fera immédiatement fur la cicatrice; ce qui eft un défavantage évident, que l'on évitera en réuniffant la plaie & la cicatrifant tranfverfalement. Dans ce dernier cas, la cure étant complette, l'action très-puiffante des mufcles fléchiffeurs tirera la cicatrice en bas & en arrière, enforte que le bout de l'os fera recouvert par la peau faine du moignon. Ainfi, en marchant, le point de la plus grande preffion fe fera fur cette peau faine & ancienne, & nullement fur la cicatrice. Depuis plufieurs années je n'ai point réuni & cicatrifé la plaie autrement que je le recommande ici, & je l'ai vu pratiquer de même très-fouvent par d'autres Chirurgiens.

Les moignons les plus uniformes, les plus remplis par une forte d'embonpoint, en un mot, les meilleurs que j'aie vus, font ceux dans lesquels les lèvres de la plaie ont été mifes en contact & réunies par le moyen des bandes d'emplâtre agglutinatif. Voyez l'obfervation XXIII. On peut donc en conclure qu'il eft défavantageux de conferver trop de peau. La plaie doit être réunie pour s'oppofer à l'accès de l'air, & pour éviter l'irritation des panfemens.

Nous favons tous que les grandes plaies récentes guériffent fans inflammation & fans fuppuration très-vifibles, lorfqu'on les réunit promptement, & qu'on s'oppofe à l'accès de l'air. Voyez l'obfervation XXVII.

M. Sharp, qui a effayé de perfectionner le manuel de l'amputation de la cuiffe, en propofant de faire au moignon des points de future, a fait quelques remarques relatives à l'objet qui nous occupe préfentement. Quoique fa méthode ait été abfolument rejetée, parce qu'il ne conferve pas affez de peau & de fubftance mufculaire, & parce qu'il ne s'aide point d'un bandage convenable, néanmoins fa méthode a des avantages, en ce qu'elle diminue la furface de la plaie.

Après être convenu que les points de suture font un furcroît de douleur dans l'o-
pération , il fait les remarques fuivantes.
» Mais quelle que puiſſe être l'augmenta-
» tion de douleur dans le moment préſent,
» on en eſt bien dédommagé par le foula-
» gement que l'on éprouve enfuite ; & ſi
» je ne me trompe , il y a encore une au-
» tre raiſon , beaucoup plus forte qu'au-
» cune de celles que j'ai données , c'eſt
» que la vie eſt moins en danger : car la
» fièvre ſymptomatique & le grand dan-
» ger qui accompagne une amputation ,
» ne ſemblent pas venir ſimplement de la
» violence faite à la nature par la dou-
» leur de l'opération & la féparation du
» membre , mais auſſi des difficultés qui
» accompagnent les grandes ſuppura-
» tions ; & cela eſt évident par ce qui
» arrive dans les plaies fort grandes , &
» qui font tellement diſpoſées , qu'elles
» peuvent ſe guérir par inofculation, ou,
» comme les Chirurgiens s'expriment ,
» par la première intention. Car alors ,
» on voit que leur guériſon s'opère ſans
» aucun grand trouble ; au lieu que la
» même plaie , ſi on l'avoit laiſſée ſup-
» purer , auroit occaſionné une fièvre
» ſymptomatique , &c. Or , dans ces
» deux exemples, la violence que ſouffre

» la nature par la simple opération est la
» même, soit qu'on couse la plaie, ou
» qu'on la laisse suppurer.

» Sur ce principe, on peut rendre
» raison pourquoi il y a moins de danger
» en suivant la méthode que je propose.
» C'est que, comme les points de suture
» maintiennent les muscles & la peau sur
» l'extrémité du moignon, jusqu'à ce
» que ces deux parties demeurent fixes
» dans cette situation, ils diminuent ac-
» tuellement par ce moyen la surface de
» la plaie, & conséquemment la suppu-
» ration & le danger qui en résulte.

» On ne comprend peut-être pas aisé-
» sément, comment il est possible de di-
» minuer ainsi tout-à-coup une plaie par
» aucun moyen : mais on le concevra
» mieux, si l'on fait attention à ce que
» j'ai déja dit de la guérison d'une plaie;
» car par la suture on opère tout d'un
» coup par l'art ce qui, dans les au-
» tres méthodes, demande beaucoup de
» temps pour être opéré par la nature ;
» & avec cet avantage, que, quand la
» plaie est réduite à un si petit espace, la
» peau est dans un état plus lâche que
» lorsqu'elle a été amenée en devant par
» les points de suture : en conséquence
» de quoi la guérison sera plus tôt ache-

» vée ; car, plus la peau d'autour de la
» plaie eſt lâche, moins il y aura de ci-
» catrice. Or la cicatriſation eſt ce qui ſe
» fait le plus lentement dans la guériſon.
» Il paroît donc, par les raiſons que j'ai
» alléguées, qu'au moyen de la ſuture,
» non ſeulement on réduit la plaie à un
» plus petit eſpace en moins de temps,
» mais auſſi qu'on la met dans une meil-
» leure diſpoſition de güérir entière-
» ment. « *Sharp*, Recherches critiques.

Parlant enſuite de l'amputation qui,
dans le temps où écrivoit M. Sharp,
étoit généralement rejetée, il ajoute :
» Je penſe que cette opération n'a pas
» été beaucoup pratiquée ; & autant que
» j'ai pu m'en inſtruire, je trouve que,
» quand elle l'a été, elle a très-peu ré-
» pondu à ce qu'on en attendoit. Mais
» lorſqu'elle a eu du ſuccès, elle a con-
» firmé la doctrine que j'ai établie, ſa-
» voir, que la fièvre ſymptomatique &
» le danger où eſt le malade ne viennent
» pas de la violence de l'opération ,
» mais que ce ſont les effets de la ſuppu-
» ration : car, dans les cas où cette
» opération a réuſſi, on dit que la gué-
» riſon s'eſt opérée avec très - peu de
» danger ou de peine pour le malade. «

Ces obſervations s'accordent parfaitement avec les miennes. Elles font une forte preuve de ce que j'ai avancé, & elles font voir combien la pratique que j'ai recommandée eft avantageufe.

Lorfque tout le traitement a été conforme aux confeils que j'ai donnés précédemment, les parties font, en général, fi peu fufceptibles de fpafme, qu'on a rarement befoin de donner de l'opium au malade. La fièvre fymptomatique eft auffi très-modérée. Vers le troifième ou le quatrième jour, en changeant l'appareil, on trouve communément que la fuppuration a été fi peu abondante, qu'elle a à peine coulé à travers les compreffes. Auffi n'eft-il pas fouvent néceffaire de changer le bandage roulé au premier ou au fecond panfement. Je préfère de l'ôter lorfque l'adhérence des parties molles eft plus complette.

En continuant ce traitement fimple, varié fuivant les indications, la cure eft ordinairement prompte.

Les premiers accidens qui furviennent après l'amputation des membres font les fpafmes & l'hémorrhagie. Comme je ferois très-blâmable d'attribuer à la méthode que je recommande un avantage qui ne lui appartiendroit pas exclufivement, il eft bon d'obferver que

C v

la ceſſation ou la diminution des ſpaſmes
eſt principalement due à la méthode de
lier les vaiſſeaux à nu ; méthode re-
nouvellée & miſe en pratique par M.
Bromfield , qui , à cet égard , mérite
les remerciemens de tout ami de la Chirurgie. On a trouvé mauvais que j'aie
donné tant d'éloges à M. Bromfield pour
avoir introduit cette méthode de lier les
artères ; car on obſerve qu'il n'eſt point
le premier qui ait donné le conſeil de les
ſaiſir avec une pince pour les lier enſuite.
On trouve dans la Chirurgie d'Heiſter
un paſſage qui prouve clairement qu'il
a eu l'idée de réunir immédiatement la
plaie qui réſulte d'une amputation du
bras , faite dans ſon articulation avec
l'épaule ; mais il n'a jamais fait lui-
même cette opération. Voici comment
cet auteur s'exprime :

;; Deinde veniendum eſt ad ipſam de-
;; ligationem quæ ſic inſtituitur. Nempe
;; protinus trunco plumaceolus lineus ,
;; arteriis autem ſplenium aliquod , ad
;; pro egendam arteriæ vincturam inji-
;; ciuntur (1). Deinde pars cutis infe-

---

(1) ;; Utilius eſſe exiſtimarem , ſi plumaceo-
;; lus & ſplenium hîc non arteriæ & oſſi adhi-

» rior furfum , fuperior verò una cum
» deltoide mufculo deorfum versùs ad-
» ducuntur, injectifque linamentis carp-
» tis ficcis quam plurimis , emplaftrum
» aliquod crucis Melitenfis formam præ
» fe ferens, pro his firmandis injicitur. «
Heifteri Inftitut. Chirurg. tom. I, p.
488.

J'ai lu plufieurs fois ce paffage de
Heifter : d'autres l'ont lu comme moi.
Mais ce n'eft que depuis peu que j'en
ai fenti toute l'importance , lorfque je
fus bien convaincu de la bonté de fa
doctrine par ma propre expérience. En
conclura-t-on qu'il n'eft pas néceffaire
d'adopter notre manière d'opérer & de
panfer le malade ? Quelqu'un prétendra-
t-il prouver que parce que Paré a dit
le premier qu'il falloit lier les artères
à nu , procédé qui a été fuivi par d'autres , & totalement abandonné enfuite
par les Chirurgiens , en faveur d'une
pratique qu'ils ont crue plus judicieufe ,
M. Bromfield n'a pas également rendu

» berentur , fed carnes mox fcapulæ finui, ac
» deinde carnibus linamenta & fplenia appli-
» carentur: ita enim melius citiufque carnes
» cum ipfo confervere poffent ; id quod inter-
» jectis iifdem impediri videtur.«

fervice à la fociété en renouvellant cette ancienne méthode, quoiqu'il n'en foit pas l'inventeur ? J'obferverai que l'on prévient & que l'on diminue en quelque forte les fpafmes, en n'interpofant point entre les lèvres de la plaie de la charpie ou autre corps étranger. Un obfervateur intelligent & plus expérimenté que moi prétend que, lorfqu'il n'y a pas de fpafmes, c'eft à l'efpèce de panfement & de traitement que je recommande, que le malade en eft redevable. Il m'apprend qu'il fe fert depuis vingt-deux ans de la pince pour lier les artères, mais qu'il a toujours trouvé les chairs palpitantes & rétractées après l'amputation. Votre manière de panfer, ajoute-t-il, s'oppofe aux fpafmes, & contribue à la tranquillité beaucoup plus efficacement que toutes les autres méthodes.

J'ai l'expérience que la charpie sèche dont une plaie eft remplie, ou dont la furface eft feulement recouverte, excite les fpafmes & contribue par irritation à produire une hémorrhagie. Pendant l'efpace de fept années j'ai fuivi avec attention le traitement de plufieurs malades, auxquels on avoit fait l'opération de l'amputation : la charpie sèche

& la fleur de farine dont on avoit surchargé la plaie, avoient toujours produit une hémorrhagie consécutive.
Mais je puis certifier très-positive-
ment, que dans les trente-cinq dernières amputations que j'ai faites, les
malades ayant été pansés conformément
à la méthode que je recommande ici,
je n'en ai pas vu un seul qui après l'amputation ait éprouvé une hémorrhagie,
pour laquelle j'aie été obligé de lever
l'appareil.

L'hémorrhagie qui arrive après l'amputation est de deux espèces, relativement au temps où elle se manifeste, &
au danger qui en est la suite.

La première paroît dans l'espace de
vingt-quatre heures après l'opération,
elle est souvent occasionnée par la pré-
sence de la charpie qui dilate la plaie
& qui l'irrite. C'est un accident grave
pour le malade, & pour le chirurgien
obligé d'ôter l'appareil qui a déja contracté une adhérence avec la surface de
la plaie: en l'ôtant, les extrémités des
nerfs sont irritées, & ce second pansement est presque aussi douloureux que
l'amputation. Il n'est pas aisé de faire
une ligature sur des parties très-irritées,
& cela est fort douloureux pour le ma-

lade; cette efpèce d'hémorrhagie eft rarement mortelle, parce qu'on eft ordinairement en garde contre elle, & par
ce qu'on eft tout difpofé à y remédier.

La feconde efpèce eft celle qui arrive
après le premier période de la maladie.
C'eft un accident très-dangereux, fouvent mortel avant qu'on s'en foit apperçu & qu'on ait pu s'y oppofer: il fe
préfente très-ordinairement dans la méthode vulgaire de faire l'amputation ,
plufieurs jours après l'opération , lorfque la plaie eft bien détergée & qu'on
apperçoit des bourgeons charnus, en
un mot, dans le temps où l'on ne doit
point raifonnablement s'attendre à un
accident de cette efpèce.

Lorfque la plaie eft remplie de charpie sèche, au lieu d'être recouverte par
la peau, comme il convient, les parties fe dilatent, & la nature quoiqu'elle
tende toujours à fe foulager, opere une
déterfion confidérable & une végéta-
tion de toute la furface de la plaie: la
charpie en eft détachée peu à peu, &
enfin rejettée au dehors. Dans quelques tempéramens, ces végétations
ne fourniffent point un appui fuffifant
aux extrémités artérielles, qui ne pouvant réfifter à l'impétuofité du fang ,

s'ouvrent, se rompent, & produisent une hémorrhagie qui épuise le malade avant qu'on prévoie sa situation, ou qu'on puisse lui procurer aucun secours. J'ai vu cette hémorrhagie arriver un mois après l'amputation, lorsque toutes les ligatures étoient tombées & que le moignon étoit à demi guéri. M. Bromfield rapporte deux observations semblables, dans son premier volume, page 307.

N'ayant pas vu dans les malades que j'ai traités moi-même des hémorrhagies de cette espèce, j'ai lieu de croire que la méthode de panser le malade que j'expose ici, préviendra un pareil accident. Tout chirurgien libre de préjugés sera aisément convaincu que les extrémités des vaisseaux sont mieux soutenues par la peau qui recouvre la surface de la plaie, qu'en tenant cette plaie ouverte par de la charpie, qui procure dans certains tempéramens une suppuration abondante, des chairs molles & fongueuses.

Les accidens qui résultent de l'amputation faite selon la méthode vulgaire, font les grandes suppurations, l'exfoliation, la rétraction de la peau & des muscles, & conséquemment ce qu'on appelle ordinairement un moignon en pain de fucre.

La dilatation & l'irritation de la plaie produites par la charpie dont elle eft furchargée, la tuméfaction inflammatoire font toujours fuivies d'une fuppuration abondante, qui eft primitivement produite par la charpie retenue dans la plaie & adhérente à toute fa furface. Le mal ne fe borne pas encore là : car, le pus devenant plus acrimonieux, eft réforbé & préjudicie à toute l'habitude du corps, ce qui s'oppofe entièrement au rétabliffement du malade, fur-tout lorfque fes forces ont été préliminairement épuifées, l'amputation ayant été faite pour ôter le foyer du pus, & la réforbtion, comme lorfqu'on ampute un membre carié & en fuppuration, le malade étant tourmenté par la toux, la fièvre étique, & menacé d'une maladie de poitrine.

Je regarde l'application de la charpie sèche fur l'extrémité de l'os, comme une des caufes principales de l'exfoliation, parce que cette charpie retient le pus qui devient de plus âcre en plus âcre : quelquefois ce font de très-petites lames d'os, qui s'exfolient, mais plus fouvent c'eft le bord ou toute l'extrémité de l'os qui se détache. J'ai vu de très-grandes portions de l'os de la cuisse tomber ; une fois j'en vis une qui avoit quatre pouces de long. Lorsque l'exfoliation est petite & que le bout de l'os est recouvert de bourgeons charnus, ces esquilles passent à travers les chairs & produisent une douleur piquante, quelquefois assez vive pour tourmenter le malade & produire un ulcère, de l'inflammation & de la suppuration ; d'autres fois ces petites lames d'os sortent & tombent sans le plus petit inconvénient.

Depuis que j'ai mis en pratique la méthode d'opérer que je recommande ici, & depuis que j'ai suivi moi-même le plan du traitement que je propose, je n'ai rencontré qu'un seul cas dans lequel il y eut une très-petite exfoliation. Voyez la XVe. observation ; car en coupant les muscles obliquement & en ramenant en devant les parties molles, comme je le conseille, l'os est tellement recouvert & caché, que rien ne s'oppose à la curation du malade.

De plus, la cicatrice étant très-petite & ne formant qu'une ligne transversale sur la surface du moignon, les parties supportent beaucoup mieux la pression néceffaire, lorfque le malade fait ufage d'une jambe de bois : car cette preffion ne porte pas fur la cicatrice, qui au contraire eft tirée en arrière par l'action des mufcles poftérieurs de la cuiffe, comme je l'ai déja dit ci-deffus. L'os étant recouvert d'une grande portion de peau & de fubftance mufculaire, la plaie eft moins expofée à fe rouvrir. Mais lorfqu'on a fait l'amputation felon la méthode vulgaire, la cicatrice eft large, & refte très-mince & très-fine pendant fort long-temps.

CHAPITRE III.

Obfervations fur l'amputation & fur le mauvais air des Hôpitaux.

QUOIQUE vous ayez opéré comme un excellent Chirurgien, vous ne devez cependant point croire qu'un fuccès certain fera la récompenfe que vous defirez. Vous devez regarder votre affaire comme à moitié faite, & vous reffouvenir que ce n'eft qu'à force de foins ultérieurs que le malade pourra retirer tout l'avantage de l'opération qui lui a été faite. Il eft encore néceffaire d'employer toutes les reſſources de l'expérience pour conduire le malade avec ſécurité pendant les différens périodes du traitement.

Avant que d'opérer, il y a quelques précautions à prendre : il n'en eſt pas de plus importantes que celle par laquelle on doit obvier à la conſtipation habituelle ou accidentelle du malade. Cette conſtipation augmente communément par la néceſſité où il eſt de reſter au lit après l'opération : lorſque cette circonſtance a lieu, il eſt utile de donner la veille de l'opération un purgatif doux, ou au moins de vuider les inteſtins par un lavement quelques heures avant que d'opérer. Il eſt certain que la conſtipation entretient & augmente la fièvre, même lorſqu'elle eſt ſymptomatique ; par ce moyen, le malade ſera delivré de la fatigue d'aller à la garde-robe auſſitôt après l'opération, & du danger qui réſulteroit des efforts qu'il pourroit faire s'il étoit conſtipé, ce qui a quelquefois produit & toujours aggravé l'hémorrhagie.

Il eſt de la plus grande importance que l'air que doit reſpirer le malade pendant toute la cure ſoit ſalubre : la chambre ſera grande, s'il eſt poſſible,

& située dans un lieu sain. On sait que dans les hôpitaux des grandes villes, l'air est si infect que les fractures compliquées & autres grandes maladies chirurgicales y sont mortelles, tandis qu'on est certain de les guérir à la campagne. Une fracture du crâne, qui dans son principe ne produit pas des accidens graves, devient néanmoins très-dangereuse, si l'on conduit le malade dans un hôpital surchargé de beaucoup d'autres malades : le frisson, la fièvre, l'inflammation & la suppuration de la dure-mere se manifesteront successivement, & nécessiteront l'opération du trépan. Cela est si vrai, que plusieurs chirurgiens croient qu'il vaudroit mieux trépaner tout de suite, afin de prévenir les accidens. Cependant, j'ai vu souvent des fractures du crâne, même avec enfoncement, qui ont été guéries aisément dans un bon air, sans l'opération du trépan, sur-tout dans les jeunes sujets. Delà, j'ai appris à ne pas toujours appliquer le trépan dès le commencement de la maladie, comme remède préservatif, à moins que les accidens ne fussent très-urgens ; mais cela ne doit pas nous engager à blâmer la pratique de ceux qui ne peuvent avoir de semblables succès, à cause du mauvais air que respirent leurs malades.

L'opération de l'amputation faite à la campagne, & suivant la méthode que j'ai décrite, est presque toujours suivie d'un heureux succès; les accidens qui peuvent survenir sont pour l'ordinaire très-légers. La plaie se réunit selon la première intention, la suppuration est très-petite; & dès l'instant que le pus est louable, la réunion secondaire & la cicatrisation s'en suivent. Ce succès se rencontre quelquefois dans les grands hôpitaux des villes, sur-tout si avant l'opération le malade n'a pas été long-temps exposé à un air mal sain. Mais d'après toutes les observations que j'ai faites sur les plaies exposées à l'air infect des hôpitaux, je puis annoncer avec certitude que quoique les choses paroissent aller bien d'abord, néanmoins la fièvre lente survient, la plaie du moignon est sordide & douloureuse, les parties tendineuses & cellulaires suppurent, & la cure est considérablement retardée : cependant la plaie se ferme avec le temps & la cicatrice est si petite, qu'on voit évidemment tout l'avantage qui résulte de notre méthode d'opérer : car il est rare que la suppuration & l'ulcération s'étendent jufqu'au point de détruire la peau ; quelquefois même il n'y a que peu ou point de fièvre pendant toute la cure.

La plupart des hôpitaux font fi remplis de miafmes putrides, qu'ils fervent plutôt à infecter les malades qu'à les foulager. C'eft pourquoi je prie ceux à qui la direction de femblables hôpitaux eft confiée, de prendre en confidération les réglemens fuivans.

1°. Aucune falle ne fera habitée plus de quatre mois, puifqu'il eft impoffible qu'elle foit faine lorfqu'elle eft toujours remplie de malades. Après ce laps de temps, les murs feront gratés, lavés & blanchis : en un mot, on emploiera tous les moyens capables de purifier l'air, avant que d'admettre de nouveaux malades.

2°. Les lits feront de fer, pour s'oppofer à la vermine & à l'abforption des matières putrides.

3°. On changera les couvertures plus fouvent qu'on n'a coutume de faire : les taies d'oreiller feront remplies de paille ou de foin, où d'autres fubftances de peu de valeur, afin de pouvoir les renouveller fouvent.

4°. Lorfqu'un hôpital fera convenablement fitué & affez vafte, on fera fortir les malades de leurs lits tous les jours pour les expofer pendant quelques heures à l'air libre, quand la faifon & l'état des malades le permettront.

5°. Les jours qu'on recevra les malades qui auront habité des vaiffeaux, des prifons, des greniers, des caves, des galetas, des ateliers ou autres lieux infects, où dont les hardes feront fales, malpropres ou pleines de vermine, on commencera avant que de les laiffer entrer dans la falle, par les dépouiller & les baigner dans l'eau chaude ; enfuite on leur donnera des vêtemens proportionnés aux fonds pécuniaires de la maifon : par ce moyen on confervera la falubrité de l'hôpital.

6°. Les vêtemens pour hommes peuvent effentiellement confifter en une chemife, une jacquette & des culottes de matelots : ceux des femmes feront une chemife, une jupe & un déshabillé ; le refte pourra être pris parmi les propres hardes des malades, que l'on commencera d'abord par bien laver & bien nettoyer.

7°. Les habits exceffivement malpropres feront mis dans un four conftruit exprès, afin de détruire la vermine &

l'infection : les habits étant propres, feront rendus aux malades lorsqu'ils fortiront de l'hôpital.

8°. Les malades en y entrant feront placés dans des falles qui auront été bien purifiées par des ventilateurs, & non dans celles qui font habitées depuis long-temps, parce qu'il eft raifonnable de croire que l'air y eft malfaifant.

9°. On ne recevra point les perfonnes attaquées de maladies incurables ou exceffivement putrides, telles que les vieux ulcères chroniques des jambes, & particulièrement ceux dans lefquels il y a une grande perte de fubftance. Car c'eft en furchargeant ainfi les hôpitaux de maladies incurables, qu'on dénature l'objet que la charité fe propofe de remplir, & qu'on infecte l'air au détriment de l'humanité.

10°. Les malades qui auront des ulcères putrides ou gangréneux, feront placés dans des chambres particulières deftinées à cet objet, afin de ne pas infecter en même-temps toutes les autres falles.

11°. Il y aura des chambres particulières pour les malades qui doivent fubir de grandes opérations; ces chambres feront bien aérées; on aura foin de

les

les nettoyer & d'en purifier l'air de temps en temps par des ventilateurs.

12°. L'hôpital ne sera jamais trop rempli de malades, sous quelque prétexte que ce soit. Son étendue sera telle qu'on pourra réserver dans tous les temps une partie du bâtiment sans être habitée, pour servir en cas de besoin, lorsqu'on voudra blanchir les murs, renouveller l'air, &c.

13°. Lorsqu'une personne aura été attaquée d'une maladie putride, ou qu'elle aura été obligée de rester long-temps au lit, on détendra ce lit, on le lavera ainsi que les draps & les couvertures, on les exposera à l'air libre, & on les mettra ensuite au four avant que de s'en servir.

14°. Les infirmières auront soin que le visage & les mains de chaque malade soient lavés tous les matins, & les pieds une fois la semaine.

15°. La garde-malade de chaque salle sera mise à l'amende, & on prendra sur ses gages une certaine somme, si elle n'a pas soin d'ouvrir tous les jours quelques-unes des fenêtres de sa salle, pendant les heures marquées pour cet objet.

16. Chaque hôpital, & sur-tout ce-

D

lui qui fera très-rempli de malades,
aura une maifon de campagne bien fituée, dans un bon air & à une diftance
convenable. Plufieurs malades qui au-
roient pu guérir aifément, périffent
pour avoir été privés de cet avantage ;
il eft même aifé de prouver que c'eft
pour les directeurs un excellent parti
à prendre que de fe ménager la reffource
d'une pareille maifon ; les malades en
guériront plus vîte & à moins de frais.
Au contraire, fi on les retient dans
l'hôpital, leur convalefcence fera longue, difficile & difpendieufe, à raifon
des médicamens & des alimens qu'il
faudra leur donner : d'ailleurs un hôpital conftamment furchargé de malades, augmente les peines & les foins
de ceux qui les fervent, & devient un
obftacle à l'entrée de ceux qui dans
l'intervalle pourroient y être guéris.
Plufieurs chirurgiens d'hôpitaux préfé-
rent avoir à leurs propres dépens un lo-
gement à la campagne, pour y mettre
les malades auxquels ils ont fait de
grandes opérations, plutôt que de les
voir languir dans une étifie incurable &
fans pouvoir retirer le fruit d'une opération falutaire, à caufe de la multitude
de malades dont l'hôpital eft furchargé.

Il faut donc espérer que ces considérations détermineront les administrateurs à faire, en faveur des pauvres, un établissement aussi nécessaire.

Mais pour revenir plus particulièrement à notre sujet, j'ajoute qu'il est de la plus grande importance de modérer l'inflammation après l'opération ; car, lorsqu'elle est excessive, elle s'oppose à la réunion. S'il y a des spasmes & de la douleur, on les calmera en faisant prendre de l'opium.

Si, parce que la suppuration a été séreuse, sanguinolente ou abondante, l'appareil tient & adhère à la surface du moignon, la pression qu'il y exercera causera de la douleur & augmentera l'inflammation. On aura donc l'attention de le lever doucement : on pourra même éviter de soulever le moignon, si l'on se sert du bandage à plusieurs chefs. Ordinairement, je lève l'appareil le deuxième où le troisième jour, & les malades s'en trouvent bien.

Si les bords de la plaie ont été retenus en contact par la suture, ou par des emplâtres agglutinatifs, on les ôtera si on peut le faire aisément, ou bien on les coupera avec des ciseaux : & pendant tout le temps de l'inflammation on ne se servira ni de la suture, ni des emplâtres, afin d'éviter l'irritation qui pouroit en être la suite ; on se servira de topiques répercussifs & rafraîchissans, tels que l'eau végéto-minérale, suivant que la tuméfaction paroîtra l'indiquer.

On renouvellera tous les jours l'appareil, & on pansera la plaie avec toute la douceur possible : le bandage circulaire sera très-lâche, & on en changera aussi souvent qu'il sera nécessaire.

L'inflammation cessée, les parties étant dans un état de relâchement, il est temps alors d'ôter les ligatures. On en viendra à bout très-aisément en les tirant à chaque pansement, autant que le malade pourra le supporter. Ce procédé que je crois fort bon, m'a toujours réussi. En ne le suivant pas, on met obstacle à la réunion des parties & on prolonge beaucoup la cure ; car les chairs qui végètent embrassent tellement la ligature, qu'il est ensuite très-difficile de l'ôter. Si l'on a lié chaque artère séparément, ce que je recommande très-instamment de faire, la chûte de chacune de ces ligatures sera prompte en suivant le procédé ci-dessus.

Lorsque la suppuration est complète,

on ne ſauroit donner trop d'attention à
maintenir les lèvres de la plaie réunies
par le moyen des emplâtres agglutinatifs, afin que la réunion ſecondaire
puiſſe ſe faire promptement, & que la
cicatrice ſoit auſſi petite qu'il eſt poſſible.

Je donne ordinairement le quinquina
pendant la ſuppuration, & je tiens le
ventre libre.

Si le malade a été affoibli par une
grande ſuppuration, il eſt très-important
de le faire lever tous les jours, peu de
temps après l'opération ; par ce moyen
ſa ſanté ſe fortifiera. Si l'on n'a point
cette attention, le malade tombe dans
l'étiſie ; mais ſi ſon tempérament eſt
bon, la cure ſera plus prompte en lui
faiſant garder une poſition horizontale.

On ne ſe ſervira pas trop long-temps
du bandage roulé ; car l'application en
étant continuée au-delà du temps néceſſaire, la preſſion qu'il exerce contribue à émacier la cuiſſe.

Tels ſont les préceptes généraux que
je crois utiles : les cas particuliers exigent des remèdes appropriés, dont je
ſuppoſe que le lecteur eſt inſtruit.

Fin de la ſeconde Partie.

TROISIÈME PARTIE.

DE L'AMPUTATION A LAMBEAU.

IL eſt bien avéré que· l'amputation à lambeau n'eſt point une invention moderne. Cette opération a été propoſée d'abord par Loudham, Chirurgien Anglois, & le manuel en a été publié en 1679, par Jacques Young, dans ſon ouvrage intitulé *Currus triumphalis ex terebinth*. Elle a été pratiquée pluſieurs fois avec ſuccès, ſi l'on veut en croire les Auteurs. Cependant elle tomba peu à peu dans le diſcrédit, ſans doute parce qu'on comprenoit avec chaque artère une trop grande quantité de ſubſtance muſculaire ; parce qu'on s'eſt ſervi ſans ſuccès de l'agaric pour arrêter l'hémorrhagie, pluſieurs malades étant morts en perdant leur ſang ; enfin parce qu'en voulant remédier à cette hémorrhagie, & en cherchant à maintenir le lambeau en contact avec la ſurface du moignon, on s'eſt ſervi de machines dont la preſſion étoit trop rude. La douleur, l'inflammation & les ſuppurations abon-

dantes ont été les suites de ce traitement, qui a tellement contribué à dé-
crier cette opération, qu'elle a été tota-
ment abandonnée pendant plusieurs années. M. White, dans un écrit daté de
1769, & inséré dans le quatrième volume des Recherches & Observations
de Médecine, par une société de Médecins de Londres, nous apprend que
l'idée de faire l'amputation au dessus des
malléoles, afin de conserver au genou
toute l'étendue de son mouvement, lui
vint d'après un cas particulier que le
hasard lui présenta. L'amputation fut
faite dans cette partie par une simple incision, & le succès en fut si heureux que
la malade marcha très-bien, même avec
une machine mal construite. M. White
commença dès lors à opérer au dessus
des malléoles, en faisant la double incision ; il imagina une machine mieux
construite, & qui remplit parfaitement
ses vûes.

En 1773, M. Bromfield publia ses
observations de Chirurgie. On y lit qu'il
commença d'amputer au dessus des malléoles, vers l'année 1740, à l'occasion
d'une gangrène dans cette partie de la
jambe. La malade marcha si bien à l'aide
d'une machine très-simple, soit sur un

terrain uni, foit en montant ou en def-
cendant des efcaliers, qu'il étoit difficile de voir qu'elle eût perdu le pied.
Dans ce temps, le même Auteur re-
commanda de faire l'amputation dans
cet endroit de la jambe; mais il ne l'exé-
cuta point lui-même, en étant détourné
par plufieurs Chirurgiens. C'eft pourquoi il abandonna fon projet jufqu'en
1754. Il apprit alors que M. Wright avoit
fait trois fois cette amputation avec fuccès. M. Bromfield opéra de nouveau au
deffus des malléoles avec un très-grand
fuccès, & fans qu'il arrivât le moindre
accident depuis le moment de l'amputation jufqu'à celui de la cure.

En 1765, M. O'Halloran, Chirurgien
de Limerick en Irlande, tira de l'oubli
l'amputation à lambeau qu'il fit d'après
un plan nouveau, étayé d'obfervations &
de raifonnemens très-ingénieux, propres
à accréditer fa doctrine. Mon intention
n'eft pas de m'étendre fur cette matière: je
renvoye à l'ouvrage même, qui eft très-
eftimable & plein de candeur. Je n'en
confidère ici que les principes généraux.
J'obferverai que j'ai vu, dans le cours
de ma pratique, que les parties fe réu-
niffent dans une dimenfion bien plus
étendue qu'on ne l'avoit penfé, lorf-

qu'on met en contact immédiatement
après l'opération la surface d'un membre amputé ; ou pour m'exprimer autrement, je dis, qu'au lieu de panser le
moignon & le lambeau comme deux
plaies différentes, on peut les mettre
tous deux en contact, & que le tout se
réunira en grande partie par première
intention. Or les principes de notre Auteur sont diamétralement opposés à cela.
» Prétendre guérir par inosculation, sans
» suppuration & par une coalition immé-
» diate, ou par première intention, c'est
» une chimère, un procédé contraire
» aux loix de la nature. L'inflammation,
» quoiqu'on soutienne le contraire, n'est
» pas le temps où se fait la réunion des
» parties divisées. Ce moment favora-
» ble suit, mais ne précède pas l'état de
» suppuration. «

Ainsi, l'on nous conseille de panser le
lambeau & la surface du moignon comme
deux plaies différentes. » Vers le 12e.
» jour, c'est-à-dire lorsque l'inflamma-
» tion a cessé entièrement, & que la sup-
» puration est bien établie, on peut re-
» placer le lambeau à nu sur le moi-
» gnon, & le maintenir dans cette situa-
» tion par un emplâtre, une douce com-
» pression & un bandage. « *O'Halloran*,
Traité de la Gangrène.   **D v**

Cette manière d'opérer, quoique soutenue par des raisonnemens ingénieux & des succès, ne prit qu'avec lenteur, comme toutes les autres inventions.

En juillet 1779, j'eus occasion de rendre une visite à M. Lucas, chirurgien de Leeds, avant la publication de mes observations sur l'amputation. Notre conversation roula sur ce point. Je lui parlai des succès que nous avions eus en réunissant la plaie par première intention dans nos amputations, & nous fûmes l'un & l'autre d'avis que cela pouvoit également réussir dans l'amputation à lambeau. Je vis avec plaisir marcher sans gêne deux malades qu'il ayoit opérés selon la méthode de M. O'Halloran, & je fus convaincu qu'elle avoit plusieurs avantages sur la pratique vulgaire, par laquelle on ampute au dessous du genou. Nous ne doutâmes point qu'on ne pût rendre la cure plus sûre, plus facile & plus prompte, en appliquant le lambeau dans le dessein de le réunir immédiatement, par première intention.

Quelque temps après, je reçus une lettre de M. White, en date du 31 décembre 1779, dans laquelle il me marquoit qu'il avoit eu la même idée.» J'ai » quelque chose à vous proposer au su-

» jet de l'amputation. Je vous faurois
» gré de me dire votre fentiment, &
» de m'apprendre fi vous avez fait quel-
» ques effais de cette nature. L'amputa-
» tion au deffus des malléoles eft certaine-
» ment préférable à celle qu'on fait au
» deffous du genou, lorfque le Chirur-
» gien eft libre de choifir. Qu'elle foit
» faite à lambeau, ou fans lambeau, elle
» procure au malade plufieurs avantages.
» Pour moi, je préférerois l'amputation
» à lambeau, & il feroit très-utile de
» l'appliquer fur le moignon, auffitôt
» après l'opération. On l'a déja tenté
» autrefois fans fuccès, & l'on n'en fera
» pas furpris fi l'on confidère l'état d'igno-
» rance où l'art étoit alors. Je préfume-
» rois donc que la chofe réuffiroit ac-
» tuellement, vu les grands progrès que
» la Chirurgie a faits depuis ce temps-
» là, & fur-tout étant encouragé par les
» obfervations que vous préfentez. Ce-
» pendant il y a quelques points qui mé-
» ritent réflexion. Le lambeau, dans ce
» cas-là, doit-il être épais ou mince,
» long ou court ? Le peu de fuccès qu'on
» a obtenu en appliquant le lambeau fur
» le moignon, immédiatement après
» l'opération, a fait imginer à M. O'Hal-
» loran différentes manières de le tenir

D vj

» féparé du moignon, au moyen de la
» charpie sèche, pendant l'efpace de
» dix, douze & même quatorze jours.
» Mais ce procédé ne fait que multiplier
» les douleurs, & retarder la cure qui
» ne peut être auffi heureufe qu'elle le
» feroit, fi le lambeau étoit appliqué fur
» le moignon immédiatement après l'opé-
» ration. «

Observation II.

Amputation à lambeau au deffus des malléoles.

Le 10 janvier 1780, le nommé Murray, jeune homme robufte, vint à l'hôpital de Liverpool pour y demander avis. Un boulet de canon de douze livres lui avoit emporté le pied gauche, il y avoit environ un an. Les extrémités du tibia & du péroné avoient été brifées en petites pièces, & les parties molles adjacentes fe trouvoient fort déchirées. Après cet accident, il étoit refté pendant plufieurs heures dans un épuifement confidérable, ayant perdu beaucoup de fang; perfonne n'avoit fait attention à lui. Le vaiffeau fur lequel il avoit reçu cette bleffure fut pris par les François. Il pria inftamment le Chirurgien de lui couper la jambe, ce que celui-ci refusa, sans vouloir consentir que le chirurgien Anglois le fît.

Il arriva en France dans cet état, & fut conduit à l'hôpital où il resta plusieurs mois dans la plus déplorable situation, vu l'irritation qu'il éprouvoit par les esquilles qui étoient restées, & à cause d'un écoulement abondant de matière ichoreuse. Mais la force de son tempérament lui fit surmonter son triste état.

En arrivant à l'hôpital de Liverpool, il avoit au lieu de pied une substance calleuse, protubérante & très-volumineuse, du centre de laquelle s'élevoit une éminence aiguë, environnée d'un ulcère incurable ; car il n'étoit pas possible qu'il se formât une cicatrice sur cette élévation. Le poids de la partie malade, l'état de l'ulcère, l'impossibilité de souffrir aucune pression sur cette pointe pour marcher à l'aide de telle ou telle machine, la longueur démesurée du moignon qui se refusoit à la flexion du genou sur une jambe de bois, étoient des motifs qui exigeoient l'amputation. Il se résolut donc à la souffrir.

Comme c'étoit un homme sensé, je

lui repréfentai les avantages & les inconvéniens de l'amputation à lambeau
faite au deſſus des malléoles, avec toute
l'impartialité dont je ſuis capable, &
de manière à le mettre en état de ſe
décider lui-même pour cette opération,
ou pour l'amputation ordinaire au deſſous du genou. Il préféra le premier
parti.

Le 7 février, il fut reçu à l'hôpital &
ſoumis auſſi-tôt à l'opération. Comme
c'étoit la jambe gauche qui étoit affectée,
le malade fut couché du côté droit ſur
une table recouverte d'une double cou-
verture, de manière à préſenter toute
la partie qui devoit être coupée. On mar-
qua d'abord avec de l'encre la ligne où devoit paſſer l'inſtrument pour former le
lambeau. On fit avec un biſtouri une inciſion longitudinale dans le milieude la
jambe; on inciſa extérieurement, & enſuite intérieurement, dans une ligne tranſverſale au tendon d'Achille. On forma le
lambeau en inciſant la peau & le tiſſu
cellulaire, & en pouſſant enſuite un
couteau interoſſeux à travers les parties charnues dans le point inciſé ſu-
périeurement. Enſuite on dirigea l'inſtrument en dehors & en bas, en ſuivant la
ligne décrite, & l'on forma ainſi le
ambeau.

On voit aifément qu'il étoit épais : il contenoit en effet tout le tendon d'Achille. On fit la double incifion accoutumée. Les chairs étant retirées fupérieurement par un aide, l'os fut fcié auffi haut qu'il étoit poffible. On lia trois artères, deux à nu, en fe fervant de la pince & du fil : la troifième étoit fi près de l'os, qu'on ne put la lier qu'avec le fil & l'aiguille; on ne put même éviter de lier auffi le nerf. Une bande de flanelle foutint les parties molles ; on plaça à chaque angle de la plaie une ligature. La troifième fut mife dans le milieu.

Le lambeau appliqué fur le moignon y fut maintenu par trois points de futúre qui ne comprenoient que la peau, un dans le milieu, & les deux autres de chaque côté. Entre ces points de futúre, on appliqua des emplâtres agglutinatifs, après avoir repouffé le tiffu cellulaire avec une fonde, de manière que les lèvres de la plaie fuffent dans le contaɛt le plus immédiat. Le lambeau parut être d'une étendue convenable à la plaie.

On appliqua de la charpie, des étoupes qu'on fixa avec une compreffe, & une bande roulée. Le malade fut mis au lit, le corps incliné du côté malade, la cuisse posant sur sa partie externe , & le genou à demi-fléchi. En un mot , le malade fut mis dans une position où tout étoit dans le relâchement , comme on le pratique pour les fractures de la jambe. Il se trouva si bien , qu'on n'eut pas besoin de lui donner de l'opium.

Quelques heures après l'opération , il se plaignit d'une douleur au gras de la jambe , qu'il attribuoit à la trop forte constriction du bandage. On l'examina , & l'on vit clairement le contraire. La bande étoit si lâche , qu'on pouvoit passer le doigt entre elle & la peau , sans la moindre gêne.

Le 11 , les spasmes devinrent plus fréquens que dans nos amputations ordinaires , où les nerfs ne sont pas pris dans la ligature. Le malade dormit peu , mais il crut que cela dépendoit de ce qu'il étoit dans une position inaccoutumée. La fièvre symptomatique fut modérée.

Le 12, il ne sentit aucune douleur , n'eut que peu de fièvre. Un lavement lui procura deux selles. Comme l'appareil me parut durci par un peu de sérosité sanguinolente , je l'ôtai. La plaie me parut très-disposée à la réunion. Je crus que les répercussifs conviendroient ici ; c'est pourquoi je couvris la plaie avec des plumaceaux enduits de cérat, & je mis sur le moignon des compresses trempées dans l'eau végéto-minérale froide.

Le 13, tout alla bien. La fièvre symptomatique avoit cessé: je vis quelque apparence de pus aux bords de la plaie ; même pansement qu'auparavant. Je supprimai les potions salines effervescentes, administrées durant l'état inflammatoire. Pendant la journée, il prit trois fois du quinquina en poudre, à la dose de deux scrupules chaque dose, & quelques lavemens.

Le 14, la plaie suppura davantage, quoique modérément. Les angles & les bords étoient parfaitement réunis à la partie extérieure de la jambe qui posoit sur le lit, & qui étoit par conséquent comprimée. L'angle supérieur, c'est-à-dire, celui qui étoit à l'intérieur de la jambe, étoit plus ouvert. C'étoit évidemment là que la nature donnoit un libre cours au pus qui ne venoit que du tissu cellulaire.

L'inflammation étoit entièrement terminée ; & la réunion de tout le lambeau étoit complette. Les points de suture étant lâches & inutiles, on les ôta. Ce même jour, on tira les ligatures aussi long-temps & auſſi fortement que le malade put le ſouffrir. Celle qui étoit ſituée à l'angle interne tomba. Celle du centre, qui comprenoit le nerf avec l'artère, cauſoit beaucoup de douleur lorſqu'on la tiroit, & les muſcles éprouvoient alors des ſpaſmes.

Le 15, la ligature de l'angle externe ſe détacha. Du reſte, tout alloit bien : même panſement qu'auparavant.

Le 16, les choſes alloient beaucoup plus mal. La langue étoit sèche, le pouls rapide : le malade eut des ſueurs froides, gluantes, par intervalle. La ſuppuration étoit ſéreuſe, abondante & acrimonieuſe. Les lèvres de la plaie étoient enflammées, déchirées & ulcérées. En un mot, tout paroiſſoit tendre à un état de putridité ſuſceptible de s'étendre, état bien connu des Chirurgiens de cet hôpital ; car, depuis quelque temps, les ulcères y prennent cette tournure fâcheuſe.

Le 17, la dernière ligature tomba. Le moignon avoit un aſpect encore plus défavorable. Le malade n'eut point de repos ; il éprouva des tremblemens, des tiraillemens ; la ſoif perſiſta, la langue étoit sèche, le pouls battoit cent vingt fois par minute.

De tous ces accidens, je conclus que le malade avoit été attaqué de l'air infect de l'hôpital, que la plaie alloit devenir gangréneuse, & que le lambeau se détacheroit infailliblement, si l'on n'arrêtoit les suites de cette putridité. Le quinquina n'ayant pas assez de vertu pour y obvier, je lui substituai les potions salines effervescentes, prises de trois heures en trois heures. Mais je crus que le parti le plus sûr étoit de faire sortir le malade de l'hôpital. Le temps étant doux, je le fis transporter dans un quartier de la ville bien aéré & peu peuplé. On le mit dans une chambre spacieuse, propre, & on lui fit changer de linge. Les habits qu'il avoit apportés de l'hôpital exhaloient une odeur désagréable & fétide. C'est pourquoi on les exposa à l'air, & on les y laissa pendant plusieurs jours.

Le 18, la nuit fut meilleure : le pouls battoit quatre-vingt-seize fois par minute. La plaie avoit un aspect un peu moins défavorable.

Le 19, la nuit fut encore meilleure ; la plaie changea aussi en mieux. La suppuration étoit moindre, plus épaisse & moins acrimonieuse. Depuis ce jour-là, tout alla bien ; la plaie se détergea ; le lambeau reprit une ferme adhérence. Le moignon parut être dans un état de relâchement.

Je remis un emplâtre agglutinatif, afin de rapprocher les lèvres de la plaie. Je repris l'ufage du quinquina, & la cure fut fi prompte, que vers la fin de la troifième femaine, depuis le moment de l'opération, la plaie fut totalement guérie, excepté de la longueur d'un pouce, à l'angle interne où avoit été la fource du pus. Il s'étoit formé là une efpèce de fungus, & un finus fuperficiel. Dans l'efpace d'une autre femaine, la plaie fut réduite à l'apparence d'une excroiffance fongueufe, du volume d'un gros pois, que je brûlai avec le cauftique : après quoi, tout fut guéri en peu de jours. Le genou avoit contracté une roideur qui le privoit de fes mouvemens, vu la pofition où la partie étoit reftée fi long-temps : ce ne fut que quelques femaines après, que les mouvemens devinrent libres.

On comprendra pourquoi la plaie eut un afpect fi défavorable, dès qu'on faura que, quelque temps auparavant, il s'étoit répandu dans l'hôpital un air infect & putride, occafionné par la mauvaife diftribution du local où tout étoit entaffé,

étouffé, fans parler d'autres caufes con-
comitantes.

Cet air putride y attaquoit particulièrement les ulcères qui s'étendoient par
degré, & fourniffoient une fuppuration
féreufe, âcre & abondante. Quelquefois il fe formoit une efcare qui tomboit
au bout d'un certain temps, & décou-
vroit une furface vive & faine : mais,
avant que l'ulcère fût guéri, ce même
phénomène reparoiffoit, & c'eft ce
qu'éprouva notre malade. Quelques-uns
eurent de violentes douleurs, & pri-
rent une forte dofe d'opium pour obtenir le plus petit foulagement. D'autres
fouffroient moins, quoique leurs ulcères
euffent la plus mauvaife apparence. Dans
quelques-uns, les fymptômes fébriles
étoient foibles, & leur fanté étoit, en
général, peu altérée. Ceux-là étoient
pris de fpafmes, de friffons, fuivis de
chaleur, de foif, de fièvre fourde, de
langueur & de fueurs froides fréquentes.
Ni les topiques, ni les médicamens internes ne produifoient aucun effet avantageux. J'employai les fumigations, les
fomentations, les cataplafmes de carotte,
le quinquina, & divers antifeptiques. Je
fis prendre des acides, du quinquina,
l'infufion du malt, & enfin tous les autres

antiseptiques dont j'avois lieu d'attendre du succès; mais ce fut inutilement. Quelques-uns usèrent d'air fixe tant intérieurement qu'extérieurement, de la manière la mieux appropriée : rien ne réuffit, tant que les malades reftèrent dans l'hôpital.

Il me fembloit que les ulcères tendiffent toujours à prendre plus de dimenfion, malgré tous les moyens que j'employois. Lorfque l'ulcère avoit fervi comme d'égoût à toutes les humeurs, & que le malade en étoit purgé, il alloit mieux, mais pour empirer bientôt s'il reftoit à l'hôpital. L'air pur & libre étoit le remède efficace. Les changemens qu'on a faits à l'édifice, & quelques autres mefures qu'on a prifes contre cette infection, en ont confidérablement diminué les inconvéniens.

C'étoit toujours malgré moi que je tentois l'amputation à lambeau dans cette maifon infectée. Quoique je plaçaffe le malade dans une chambre à part & ifolée, il étoit atteint de la putridité générale.

Quant à l'amputation ci-deffus décrite, elle fut faite en préfence de plufieurs Médecins qui fuivirent tout le traitement. J'eus enfuite le plaifir de montrer mon malade à M. Hall de Manchefter & à d'autres perfonnes de l'art. La cicatrice formoit une ligne étroite. Il fut bientôt en état de fe fervir d'une jambe de bois. Il marche très-bien, & a fait depuis ce temps plufieurs voyages fur mer. La preffion du moignon fur la jambe de bois ne lui caufe aucune douleur. Il ne s'eft fait aucune excoriation.

OBSERVATION III.

Amputation à lambeau, au deffus des malléoles; par M. LUCAS, Chirurgien de l'Hôpital de Leeds.

Le 19 octobre 1780, j'ai recommandé, dit M. Lucas, l'application immédiate du lambeau dans une confultation au fujet d'un enfant pour lequel on jugeoit l'amputation néceffaire : quoique la cure n'ait pas été auffi prompte ou auffi complète que je l'efpérois, on ne put néanmoins en attribuer la caufe à l'application immédiate du lambeau fur le moignon. Le défaut de fuccès eft venu de ce qu'on a ôté trop fouvent les emplâtres agglutinatifs; ce qui produifit une fuppuration fordide.

OBSERVATION IV.

Amputation à lambeau, au deſſus des malléoles ; par M. White, membre de la Société Royale de Londres, & Chirurgien de l'hôpital de Mancheſter.

Le 30 novembre 1781, je reçus l'avis ſuivant de M. White. J'ai coupé, dit-il, la jambe d'un jeune homme, environ ſix pouces au deſſous du genou. J'ai réſervé un lambeau que je formai d'un ſeul coup. On fit huit ligatures, dont une renfermoit trois petits vaiſſeaux. Le lambeau fut immédiatement appliqué ſur le moignon, & maintenu avec des plumaceaux enduits de cérat, & un bandage de flanelle. Toutes les ligatures tombèrent le neuvième jour, excepté celle qui renfermoit les trois vaiſſeaux, qui ne tomba que cinq ſemaines après l'opération. Tout fut guéri en ſix ſemaines, & l'auroit été probablement plus tôt, ſans la dernière ligature qui cauſa du retard. Le ſujet eſt âgé de vingt ans : jamais je n'ai vu un ſi bon moignon ; il ne cauſe aucune douleur au malade, & le traitement n'a donné aucun embarras au Chirurgien.

OBSER-

OBSERVATION V.

Amputation à lambeau, au deſſus des malléoles.

Je n'eus d'autre occaſion d'opérer qu'en avril 1781 ; je reçus alors d'un chirurgien de la campagne une lettre, par laquelle il me prioit de faire entrer à l'hôpital le nommé Ackers de Leih ; peu de temps après, je vis arriver cette homme ayant une maladie à l'articulation du pied. La tuméfaction étoit énorme : le ligament capſulaire étoit diſtendu par un fluide dont on ſentoit l'ondulation très-diſtinctement de l'un à l'autre côté. Cet homme étoit naturellement fort délicat, mais ſon état étoit alors alarmant : il avoit le teint pâle & le corps très-émacié. La fièvre hectique le minoit, & il éprouvoit toutes les nuits des ſueurs abondantes. C'étoit ſans doute un ſujet peu capable de réſiſter à une grande opération : après lui avoir bien repréſenté le cas où il ſe trouvoit, je le vis diſpoſé à ſouffrir l'amputation à lambeau au deſſus des malléoles. Elle fut faite le 21 avril 1781. La ſeule différence qu'il y eut entre cette opération & celle de Murray, dont j'ai dé-

E

taillé les circonftances, ne confifta que dans une autre manière de former le lambeau. Celui-ci fut fait en pouffant un couteau droit à deux tranchans à travers la jambe, & le conduifant enfuite en bas & en dehors, fur une ligne tracée pour fa direction : par cette manière d'opérer, le lambeau fut formé plus tôt. Le refte de l'opération fur les parties molles fut achevé avec le même inftrument : un aide retira les chairs fupérieurement, & l'os fut fcié auffi haut qu'on put. On lia quatre artères avec du fil & une pince : le lambeau fut appliqué fur le moignon, & fixé par des points de future & un emplâtre agglutinatif. Cela fait, je m'apperçus qu'un point de future & peut-être plufieurs avoient traverfé non - feulement les tégumens, mais encore toute l'épaiffeur du lambeau. En effet, au moindre effort que faifoit le malade pour remuer la jambe, la partie mufculaire du lambeau remuoit auffi ; il en réfultoit néceffairement de la douleur, & un obftacle à la réunion de la plaie : cependant la chofe étant faite, je ne jugeai pas à propos d'expofer le malade à fouffrir davantage ; & je me propofai bien de profiter de cet exemple pour l'avenir.

L'état d'irritation où étoit le malade sembloit indiquer l'opium ; je lui en fis prendre sur le champ deux grains. Pour calmer la fièvre symptomatique je prescrivis pour boisson de la limonade, & une potion saline effervescente : il se trouva bien le reste du jour ; j'ordonnai encore un grain d'opium à prendre à l'entrée de la nuit. Le 22 au matin, il étoit fort bien : mais le soir on me manda, & j'appris avec peine qu'il avoit été fort mal dans l'après-midi ; je le trouvai foible, ayant une sueur froide, des hoquets, des tremblemens, des soubresauts dans les tendons & le pouls misérable. D'après les informations que je fis, j'appris que depuis l'opération il avoit refusé de prendre quelque chose, excepté la limonade & les mélanges effervescens, auxquels je substituai la potion suivante.

℞. Vin rouge . . . . ℥ xij.
Infusion de quinquina . . ℥ ij.
Elixir parégorique . . . . ʒ ij.

Mêlez, pour en prendre deux ou trois cuillerées par heure.

J'ordonnai aussi une chopine de bouillon de mouton à prendre en lavement comme substance nutritive, en recommandant de le garder, s'il étoit possible.

Le 23, il eut plus de forces, l'esto-
mac s'étoit accommodé de la potion, le
lavement étoit resté; je le fis réitérer:
j'ordonnai un plus long intervalle entre
les prises de la potion cordiale, & pour
y suppléer je prescrivis du sagou. Le
soir, il étoit visiblement mieux.

Le 24, j'ôtai l'appareil: le gonflement étoit modéré, il s'écouloit beaucoup de sérosité. Il y avoit de la douleur
& quelques mouvemens spasmodiques.
J'ordonnai ce qui suit:

   ℞. Eau végéto minérale... ℔ ij.
     Opium pur. . . . .℥ ij.

Mélez, faites-en une solution pour être
appliquée sur la partie malade. Il prendra en outre toutes les six heures,

    Quinquina en poudre. .Ə ij.

Le 25, les spasmes étoient plus fréquens, le malade dormit peu pendant
la nuit. Il y eut au moignon du gonflement & de la tension, avec une forte
inflammation érysipélateuse qui s'étendoit depuis la plaie jusqu'au genou.
L'écoulement devint considérable :
j'ôtai les points de suture, je pansai la
partie enflammée avec du cérat, j'ordonnai de mettre pardessus la solution
précédente. Le malade parut un peu ra-
nimé, prit quelque aliment ; les selles

furent régulières : je prescrivis un narcotique pour la nuit.

Le 26, l'inflammation étoit diminuée, le pouls étoit moins fréquent, le malade se sentoit plus d'appétit ; la nuit fut meilleure : il dormit quatre heures. Le moignon étoit mieux : mêmes médicamens, même pansement.

Le 27, la nuit fut mauvaise, les spasmes violens, la suppuration séreuse abondante : on pouvoit la faire sortir de dessous la peau, en pressant entre la plaie & le genou : mêmes médicamens, même pansement.

Le 28, nuit fort inquiète, beaucoup de foiblesse, découragement, suppuration considérable. Il parut certain qu'il s'étoit fait un foyer de pus sous la peau, entre la plaie & le genou, & que le tissu cellulaire étoit dans un état de dissolution putride. Pour donner issue au pus, je fis à la peau deux larges ouvertures éloignées l'une de l'autre de trois pouces, de chaque côté du tibia, & qui tenoient moitié de l'espace compris depuis la plaie jusqu'au genou.

Comme il étoit évident que si la nature n'étoit pas fortement stimulée, & que sans une issue capable de prévenir un amas de pus, le malade devoit infailliblement succomber, l'indication non équivoque étoit donc de s'opposer à cet épanchement le plus promptement possible, tant par des contre-ouvertures que par les remèdes les plus toniques. Pour remplir ces dernières vues, je n'ai rien trouvé de plus efficace que la mixture suivante, avec laquelle on devoit toujours tenir les compresses & les bandages bien humectés.

℞. Eau de chaux simple, ⎫ de chaque
    Esprit de vin affoibli, ⎭ partie égale.
Mêlez.

J'ai vu plusieurs écoulemens purulens supprimés & des membres conservés par ce mélange tonique, aidé des médicamens internes appropriés, lorsque la suppuration étoit trop abondante en conséquence d'un traitement trop relâchant, d'un régime antiphlogistique & des cataplasmes émolliens trop long-temps continués.

Le tissu cellulaire & les parties tendineuses étoient en suppuration putride : les contre-ouvertures donnèrent issue à une grande quantité de pus. Je ne négligeai pas les toniques pris intérieurement, le vin, le quinquina, & l'opium pour calmer la douleur.

Ce jour, en tirant modérément les ligatures, elles tombèrent aisément. Il eſt étonnant que le lambeau récemment uni au moignon n'en eût pas été détaché par cette grande ſuppuration. Il parut auſſi vivant & auſſi fermement réuni que ſi ces accidens n'étoient pas arrivés. La ſuppuration diminua, le malade dormit, prit de la nourriture & recouvra des forces : on le tira du lit ; il reſta levé pendant quelques heures de la journée, ce qui lui fit beaucoup de bien ; enfin il reprit aſſez de forces pour être tranſporté à la campagne afin d'y jouir d'un bon air.

En examinant la plaie un mois après l'amputation, je la trouvai réduite à la largeur d'un demi-pouce, mais comme déchirée & ayant l'apparence ſcrophuleuſe : le malade reſta encore confié à mes ſoins pendant trois ſemaines ; dans cet eſpace de temps ſa ſanté ſe fortifia conſidérablement, mais la plaie n'étoit pas encore entièrement guérie.

Comme il ne pouvoit plus reſter à la campagne, je lui conſeillai d'aller jouir chez ſes amis d'un air pur, & d'un ſéjour plus favorable pour ſon entier rétabliſſement, que celui d'un hôpital. Je lui recommandai auſſi les bains froids, le quinquina, la ciguë, avec l'attention de tenir ſa plaie nette, & d'y appliquer des topiques doux : moyennant ce traitement, fa plaie guérit en un mois, fa fanté fut pleinement rétablie ; il marche bien, & n'a pas éprouvé la moindre excoriation.

Cette opération exigea de moi plus d'attention , & me caufa plus d'inquiétude qu'aucune amputation que j'aie jamais faite : mon malade fut auffi dans un plus grand danger, ce que j'attribue principalement à l'état fâcheux où il fe trouvoit avant l'opération, & à fa conftitution délicate. Cet exemple me paroît être on ne peut plus favorable à l'amputation à lambeau ; il prouve avec quelle fermeté les parties adhèrent lorfqu'une fois elles font unies enfemble : cela prouve encore que le lambeau peut fe réunir dans les fujets mêmes les plus foibles.

M. White m'a dit que dans deux amputations faites à la cuiffe, le lambeau fut formé de la partie antérieure de la cuiffe, au deffus de la rotule : ces deux amputations eurent un heureux fuccès. Dans la première, qui fut faite le 18 février 1781, il n'y eut point d'hémorrhagie , la fuppuration fut médiocre, & il ne fe fit pas d'exfoliation ; la plaie fut onze femaines à guérir. Les chofes fe

paſſèrent de même dans la ſeconde opération, excepté que la plaie guérit en
cinq ſemaines.

Je n'eus d'autre occaſion de faire
l'amputation à lambeau, au deſſus des
malléoles, qu'en octobre 1781 ; mais
pendant cet intervalle de temps, on la
fit deux fois à la jambe dans notre hôpital & une fois à la cuiſſe, ſelon le procédé de M. O'Halloran : ces trois opérations réuſſirent ; celle de la cuiſſe fut
ſuivie d'une légère exfoliation, après
la réunion faite, mais ſans qu'il en ſoit
réſulté un inconvénient conſidérable.

OBSERVATION VI.

Amputation à lambeau, au deſſus des malléoles.

En octobre 1781, le nommé Whi-
theſide, agé de 23 ans, vint me demander conſeil pour une maladie de l'articulation du pied, ſuite d'une entorſe
qu'il avoit negligée ; je crus devoir le
faire entrer à l'hôpital : les deux malléoles étoient conſidérablement tumé-
fiées, & toutes les parties membraneuſes
avoient beaucoup d'épaiſſeur, un ſinus
s'étendoit depuis la malléole externe,
juſques dans la jointure qui étoit très-

cariée ; la jambe étoit émaciée, & cet homme ne pouvoit s'en fervir. Jufques là il n'avoit pas beaucoup fouffert, la fuppuration avoit été médiocre, en conféquence fa fanté étoit encore affez bonne.

L'amputation ayant été décidée, on la fit le 15 octobre 1781. Je marquai d'abord avec un trait d'encre la forme du lambeau ; après quoi j'enfonçai un couteau à deux tranchans dans la jambe, & fi près de la partie poftérieure du tibia, que la pointe de l'inftrument toucha l'os en paffant. Alors m'affurant de la pointe avec ma main gauche, je la conduifis le long de la ligne marquée auparavant : le lambeau fut ainfi formé & le refte de l'opération terminé comme dans le cas précédent.

On lia quatre artères à nu, autant qu'il fut poffible, en fe fervant de la pince & du fil ; on fit trois points de future, un au centre qui paffoit à travers toute la fubftance du lambeau, & deux autres qui n'en prenoient que la fuperficie de chaque côté : on rapprocha & l'on mit en contact les lèvres de la plaie, après avoir réduit avec le bout d'une fonde le tiffu graiffeux qui fortoit.

L'opération fut fuivie de fymptômes favorables ; on panfa la plaie : le 18 elle avoit bonne apparence ; le 19 tout alloit bien : le 20 la jambe étoit tendue & enflammée depuis le moignon jufqu'au genou, comme dans le cas de Ackers : je foupçonnai que l'irritation caufée par les points de futute pouvoit bien donner lieu à cet accident ; ainfi j'ôtai le bandage circulaire, je coupai les points de futute, & j'appliquai un cataplafme émollient : depuis ce moment, je n'ai point éprouvé de grandes difficultés dans le traitement. Une des ligatures tomba le 18, une autre tomba le 20, & les deux autres le 22. M. White vifitant notre hôpital examina le moignon à ma demande. Le feizième jour après l'opération tout étoit réuni, il ne reftoit plus qu'une petite plaie fuperficielle à guérir : la femaine fuivante, elle fe ferma à l'exception de deux petites ouvertures qui n'admettoient même que difficilement le bout d'une petite fonde qui paffoit de l'une de ces ouvertures vers le bord du tibia, & de l'autre ouverture vers le péroné : la fuppuration étoit à peine fenfible. On ne mit fur la plaie qu'une compreffe trempée dans l'eau végéto-minérale, avec un plumaceau enduit de cérat. Il fe fit une légere exfoliation par ces petites ouvertures, fans douleur & fans autre inconvénient que celui qui pouvoit réfulter de ce qu'on tenoit la plaie ouverte.

J'appris que le moignon avoit été attaqué d'un herpès inquiétant, qu'il s'étoit même excorié lorfque le malade fut de retour de la campagne. Mais cela fe guérit parfaitement bien.

Dans les deux premiers malades, la contraction du jarret vint de la pofition relâchée où le membre étoit long-temps refté après l'opération; ce ne fut que quelque temps après la cure, que les parties cédèrent affez pour permettre de lever entièrement le moignon. On devroit tenir la jambe très-tendue pendant l'opération, & dans cette pofition jufqu'à ce que la plaie fût complétement guérie. On la tint ainfi dans le nommé Whitefide, & par là il conferva le libre mouvement du jarret.

CHAPITRE II.

De la réunion par première intention, avec des remarques pratiques, déduites des obfervations précédentes.

ON croit affez généralement que tout le corps humain n'eft qu'un tiffu vafculaire dans lequel il ſe fait une véritable circulation.

Quand la ſurface d'une membrane ou celle d'une plaie eſt enflammée, il s'y forme un mucus que je ſuppoſe être une lymphe coagulable ; c'eſt par le moyen de ce mucus que les lèvres d'une plaie récente s'agglutinent, de la même manière & par la même cauſe que les ſurfaces des membranes enflammées adhèrent entre elles.

Les plaies faites par inciſion, qu'on ne réunit point par première intention, mais qu'on laiſſe s'enflammer, quand la déterſion commence, ſe réuniſſent par l'interpoſition du fluide qui en ſort, ſi l'on met les bords de ces plaies en contact ; je ſuppoſe que cette douce ſuppuration eſt alors congénère avec ce qu'on appelle exſudation inflammatoire : c'eſt ainſi que s'opère la réunion ſecondaire dont parle M. O'Halloran dans l'amputation à lambeau.

Dans les plaies réunies par première intention, le moyen d'union eſt d'abord inorganique : cependant l'adhérence eſt ſi forte, que rien ne peut être déſuni.

Les vaiſſeaux enſuite bourgeonnent, & ſe prolongent à travers le gluten.

Mais avant que cela ait lieu, il y a

dans la nature une grande difpofition à former une cicatrice fur ce gluten ou moyen d'union, d'un bord de la plaie à l'autre.

Voilà pourquoi la nature pourvoit à ce qu'il fe faffe de toute la furface bleffée, une exfudation qui, bien ménagée, devient un baume fouverain.

Le même moyen unira auffi une fubftance inanimée à la furface d'une plaie. Ne doit-on pas ainfi expliquer l'adhérence de l'éponge & de l'agaric, quand on s'en fert pour arrêter une hémorrhagie, & l'incertitude où l'on eft de fon fuccès pendant quelques heures après la première application, vu que cette union doit perfifter quelque temps pour être complette ? M. White fait fur l'ufage de l'éponge l'obfervation fuivante. » Elle eft toujours accompagnée d'in- » convéniens, quand on l'emploie fur » de groffes artères : c'eft l'incertitude » où l'on eft néceffairement pendant » plufieurs heures fur l'effet qu'elle pro- » duira, de forte que je n'ai jamais ofé » m'y fier qu'en y veillant quelque » temps. Lorfqu'il s'eft écoulé quatre » ou cinq heures, j'ai toujours trouvé » l'effet de l'éponge plus fûr que celui » de l'aiguille & de la ligature. «

Si l'inflammation eſt portée à un haut degré par des topiques peu convenables, le mucus ſe diſſout & devient féreux & acrimonieux, la nature ne peut plus compléter la réunion par première intention, quelque rapprochées qu'aient été les lèvres de la plaie avant l'inflammation. Si la réunion s'opère, elle ne tient pas long-temps ; il ne peut même s'en faire, à moins que l'écoulement n'ait changé de nature, & n'ait pris l'apparence de ce que l'on appelle en terme d'art, un pus louable : alors on peut s'attendre à la réunion ſecondaire dont j'ai parlé.

Les obſervations ſuivantes & l'examen attentif que j'ai donné au traitement des amputations, m'ont conduit à ces réflexions.

Je fis l'opération du bec-de-lièvre à un enfant : il n'y eut que la moitié inférieure de la lèvre qui ſe réunit ; la réunion n'eut pas lieu près du nez, à cauſe d'une inflammation conſidérable, ſuite d'une adhérence antécédente de la lèvre à la gencive, & qu'il étoit néceſſaire de faire ceſſer avec l'inſtrument lors de l'opération même. La réunion ſecondaire ne ſe fit pas non plus, parce que les lèvres de la plaie n'avoient pas été suffisamment rapprochées par l'appareil, lorsqu'il le falloit; une seconde opération fut donc nécessaire: je la tentai quinze jours après la première: il s'étoit formé une cicatrice à la partie inférieure qui, comme je l'ai observé, s'étoit réunie. L'enfant jeta les hauts cris avant que j'eusse commencé; à peine eus-je pris la lèvre entre le doigt & le pouce, que son agitation fit séparer la partie unie par cette cicatrice apparente: il n'en sortit pas une goutte de sang; les surfaces qui s'étoient unies étoient couvertes d'une humeur blanchâtre, qui ressembloit à une exsudation inflammatoire.

La cuisse d'une femme, qui avoit été amputée, me présenta aussi une partie considérable de la surface interne de la plaie, unie par la première exsudation inflammatoire. Quelque temps après, elle eut beaucoup d'agitation pendant la nuit, ce qui sépara plus d'une fois subitement les parties récemment unies, sans qu'il coulât une seule goutte de sang: j'observai la même matière blanchâtre qu'à la lèvre de l'enfant.

Il ne faut pas s'attendre qu'après l'amputation, telle que je l'ai décrite précédemment, toute la surface interne de la

plaie fe réunira complètement par première intention. La réunion fe fera cependant en grande partie : mais un
avantage ultérieur de mettre les parties en contact, c'eft qu'en les laiffant
dans cette pofition, on donnera lieu au
refte de fe joindre promptement par une
réunion fecondaire, quand la déterfion
de la plaie fera parfaitement établie.

La réunion par inofculation, à prendre ce mot dans fa véritable fignification,
eft une chimère, comme on le verra
par le fait fuivant.

Un lambeau dont la furface eft tendineufe, appliqué fur un cartilage, s'y
unit immédiatement. Or perfonne affu-
rément ne penfe que ce foit par inofculation.

J'ai cru devoir faire l'amputation à
lambeau plus haut qu'on n'a coutume de
la faire. Pilkinton, malade opéré très-
haut à la jambe par M. Lucas, marchoit
fort bien.

Si l'on ampute donc plus haut que de
coutume, le lambeau eft formé dans une
partie plus charnue, & peut par conféquent être coupé plus épais que quand
on le fait plus bas ; ce qui produit
deux avantages confidérables. Les plus
grandes difficultés font fouvent venues

de ce qu’on opère trop près de la partie malade , où les vaisseaux sont si dilatés , qu’il est néceffaire de faire beaucoup de ligatures. Quelquefois même il en réfulte une hémorrhagie de toute la furface , ou une plaie qui fuppure , ou qui fe réunit mal.

Ceux qu’on opère en laiffant un lambeau ont certainement un avantage fur ceux pour lefquels on emploie la double incifion. Les premiers ont une efpèce de couffin naturel , épais , pour garantir l’os de la preffion de la jambe de bois qui leur fert à marcher. Ce couffin eft formé de la peau , de la membrane adipeufe , d’une portion confidérable de fubftance mufculaire & tendineufe, qui fe trouvent entre l’extrémité de l’os & la jambe artificielle fur laquelle l’os appuie.

Dans ceux qu’on opère par la double incifion , il n’y a de fubftance intermédiaire que la peau & un tiffu cellulaire peu épais.

D’ailleurs, après l’amputation à lambeau , la jambe de bois ne porte point fur une peau nouvelle ; au lieu qu’après la double incifion , la preffion fe fait exactement fur ce point-là.

Il n’y a qu’une expérience ultérieure

qui puisse montrer s'il est avantageux ,
ou nuisible, de maintenir le lambeau en
contact avec le moignon par la suture.
Je présume que ce furent les points de
suture qui donnèrent lieu à l'inflammation érysipélateuse & à la gangrène
du tissu cellulaire dans le cas d'Ackers.
L'usage en est douloureux , & prolonge
l'opération. C'est pourquoi je me con-
tente de faire un seul point de suture , en
prenant toute l'épaisseur du lambeau , &
en arrêtant le reste avec un emplâtre agglutinatif. Cependant , s'il paroît nécessaire de faire quelques points de suture ,
je prends une aiguille de gantier , avec
laquelle j'opère aisément & promptement.

Il paroît par la maladie qui se mani-
festa près du lambeau récemment uni
dans Ackers , sans y causer cependant la
moindre séparation; il paroît, dis-je,
que lorsque la réunion a lieu, les parties ne se détachent pas aisément : c'est
ce qui m'engagea à me servir d'un cataplasme pour Whiteside.

Si l'on se sert des sutures , comme la
réunion est bientôt parfaite , elles répon-
dent avantageusement au but qu'on se
propose , & il ne faut pas tarder à en
couper les points. Si même on peut le

faire aisément, on ôtera doucement les fils pour prévenir l'irritation, la tension & l'inflammation.

Il faut éviter de remettre l'emplâtre agglutinatif immédiatement après le pansement qui suit l'opération; car cet emplâtre resserre, échauffe, presse & irrite les parties durant l'état inflammatoire. On ne s'en servira donc point, mais on emploiera les topiques les plus doux, jusqu'à ce que la suppuration soit bien établie, & qu'elle ait été suivie de relâchement. Alors on reprendra l'emplâtre agglutinatif, qui sera très-utile pour rapprocher & fixer les bords de la plaie dans un contact immédiat.

La cure est prompte & complète, lorsqu'on a suivi la manière d'opérer que j'ai recommandée dans la partie précédente de cet ouvrage. Au bras, à l'avant-bras, & à la jambe au dessous du genou, on ne peut couvrir la partie qu'avec la peau & le tissu cellulaire. Il n'est pas de si grande conséquence que l'on donne au couteau une inclinaison très-oblique en incisant, puisqu'après la cure il ne se fait aucune pression sur l'extrémité du moignon. Comme l'amputation à lambeau exige plus de temps pour couper dans une grande étendue, elle eſt auſſi plus douloureuſe , ſur-tout lorſqu'on ſe ſert de la ſuture , quand on la croit néceſſaire pour ſoutenir le lambeau. C'eſt pourquoi je n'y vois aucun avantage pour les parties ci-devant mentionnées , proportionné au ſurcroît de douleur. Le cas eſt différent à la cuiſſe & au deſſus des malléoles ; il faut alors que l'extrémité du moignon ſoutienne le poids du corps pendant la marche. Ainſi l'on ne peut décider que par des expériences ultérieures , ſi l'amputation à lambeau doit être préférée pour la cuiſſe à la pratique ordinaire , dans laquelle on inciſe très-obliquement les muſcles en un tour de couteau.

Les bornes de mon expérience ne me permettent pas de m'étendre davantage ſur cet article ; car je n'ai guère vu pratiquer l'amputation à lambeau ſur la cuiſſe. Je penſe néanmoins qu'on feroit très-bien de renoncer à la pratique ordinaire , & d'amputer avec un lambeau , lorſqu'il s'agit d'opérer au deſſus des malléoles.

Fin de la troiſième Partie.

QUATRIÈME PARTIE.

CHAPITRE PREMIER.

De l'exfoliation des cartilages.

DE la manière dont on traite les plaies en général, l'exfoliation des cartilages est un grand obstacle à la guérison, lorsqu'on ampute dans une jointure. Il se forme plus ou moins vîte en différens endroits une exfoliation, selon que les parties sont plus ou moins compactes & vasculaires. Le cartilage est une substance dont la consistance est ferme. Monro pense que les cartilages articulaires n'admettent point d'injection colorée ; que ces injections ne pénètrent même pas avant dans la substance des cartilages quelconques. La garance, selon lui, mêlée avec la nourriture des animaux, n'en change pas non plus la couleur, comme elle change celle de l'os.

L'exfoliation des cartilages se fait donc très-lentement, & le Chirurgien ne peut être trop attentif à la prévenir. C'est dans ces vues que M. Bromfield nous

conſeille d'enlever le cartilage. » Des
» expériences réitérées m'ont prouvé,
» dit-il, que cela abrège conſidérable-
» ment la cure. En effet, quoique les
» premiers bourgeons charnus paroiſſent
» quelquefois à travers les cartilages en
» fort peu de temps, j'ai néanmoins vu
» la cure retardée, en attendant l'exfo-
» liation. «

Il recommande auſſi cette pratique,
lorſqu'on fait l'amputation du bras dans
ſon articulation avec l'omoplate.

Immédiatement après l'opération de
Murray, je penſai qu'un lambeau plus
grand que je ne l'avois fait juſque là
pour recouvrir les cartilages mis à nu
ou les parties molles, auroit du ſuccès
après l'amputation des doigts & des or-
teils. Je ne les avois vus recouverts
qu'en partie, & non avec un lambeau
ſuffiſant pour s'étendre facilement ſur
toute la ſurface de la plaie.

J'en fis l'eſſai à l'hôpital, où j'eus occaſion de couper le doigt annulaire d'une
femme, en formant un lambeau qui cou-
vroit toute la ſurface de la plaie. Il s'u-
nit auſſi vîte que la lèvre inciſée dans l'o-
pération du bec-de-lièvre : tout fut guéri
en huit jours. La cicatrice étoit ſi petite
& ſi étroite, &, au premier aſpect, la

partie paroiſſoit ſi peu défigurée, qu'on eût cru que cette femme étoit née ſans ce doigt. Depuis cet événement, j'ai eu occaſion de faire quatorze opérations ſemblables, dans leſquelles j'ai amputé un doigt ou un orteil en ſuivant la même méthode, & avec le ſuccès que je me promettois.

Dans ces différens cas, le lambeau fut formé de la ſurface interne ou externe du doigt ou de l'orteil, ſelon que l'état ſain de la peau le permettoit. Les circonſtances exigent ſouvent des changemens dans le procédé ; ainſi l'on ne peut donner que des règles générales.

On marquera donc avec de l'encre l'étendue qu'on veut donner au lambeau. Il doit être pris près de la jointure qu'on a intention d'amputer : l'inſtrument pénétrera juſqu'à l'os ſur cette ligne, & ſéparera le lambeau du périoſte. Paſſez enſuite le biſtouri autour de ce qui reſte de chair à couper au doigt, & en plongeant juſqu'à l'os, & préciſément au deſſus de la jointure qu'il faut couper. Séparez les parties tout autour de la jointure ; fixez alors l'ongle d'un doigt de la main gauche ſur le ligament latéral oppoſé à la jointure. Afin de bien vous aſſurer de ce point, qu'un aide meuve le doigt

pendant

pendant que vous l'examinez. Il faut arrêter votre doigt fur l'endroit que vous aurez marqué, afin que la pointe du biftouri puiffe être exactement dirigée dans la jointure à travers le ligament latéral. Alors faites agir librement l'inftrument d'un côté à l'autre, afin que le ligament foit entiérement divifé. Si cela eft bien exécuté, la jointure fera luxée fi complétement, que le refte de l'opération fe fera fans peine. Si la gaîne qui enveloppe le tendon, ou même le tendon paroît déchiré du côté intérieur du lambeau, il faut ouvrir cette gaîne, & couper le tendon auffi loin que le lambeau s'étend, & tâcher que la furface interne de celui-ci foit auffi unie qu'il eft poffible.

L'inftrument le plus convenable pour faire cette opération, eft un biftouri à deux tranchans. Lorfque le lambeau eft appliqué, il faut le maintenir en contact avec un emplâtre agglutinatif. Pour cet effet, il eft quelquefois à propos de faire un point de future avec l'aiguille & le fil. Je n'ai pas obfervé qu'après cette opération il fallût lier une artère pour arrêter le fang, foit au pied, foit à la main. Il m'a toujours paru qu'il fuffifoit de faire une preffion modérée fur l'extrémité des vaiffeaux pendant quelques minutes, & d'appliquer enfuite le lambeau. Si l'hémorrhagie ne cède pas à ces moyens, on peut lier l'artère en fe fervant du fil & de la pince; ce qui n'apportera aucun obftacle à la réunion. La plaie fera couverte de charpie légérement enduite d'un onguent rafraîchiffemant : cet appareil s'ôtera aifément, & ne caufera qu'une très foible irritation. Il ne fera pas inutile de faire quelques tours de bande pour comprimer un peu, & pour maintenir le lambeau en contact avec la partie oppofée de la plaie : mais on doit éviter de comprimer fortement; car on cauferoit de l'irritation & de la douleur.

Ces confeils paroîtront peut-être fort inutiles à ceux qui n'envifagent les chofes que fuperficiellement; mais j'ai vu quelques-uns des meilleurs Chirurgiens d'Angleterre fort embarraffés dans l'exécution de cette opération, faute d'avoir fait affez d'attention fur-tout à divifer exactement le ligament latéral.

J'ai toujours vu la réunion fe faire promptement, excepté dans un feul cas où le gros orteil avoit été coupé à fon articulation avec l'os du métatarfe, & le lambeau formé de la partie inférieure. Toute la portion tendineuse comprise dans le lambeau devint gangréneuse, & en conséquence tomba en escare; cependant le cartilage ne s'exfolia point, & la plaie auroit promptement guéri, si le malade n'eût pas irrité la partie en marchant trop.

Après sa guérison, il parut que cette manière d'opérer lui avoit été très-avantageuse: car la cicatrice étoit fort petite, & placée de manière qu'elle ne pouvoit être comprimée pendant la marche. Il est bon d'observer aussi que cette gangrène fut produite par l'air putride de l'hôpital: le malade avoit été mis dans une salle où il y avoit plusieurs sujets attaqués d'ulcères gangréneux, putrides & phagédéniques. Il n'y a donc aucun doute qu'il n'ait été atteint de cette même infection.

Il est rare que le malade ne boite long-temps, lorsque le gros orteil a été amputé selon la méthode vulgaire; la plaie est même toujours susceptible de s'irriter par le grand exercice: il est donc très-important de laisser un lambeau assez grand pour couvrir toute la surface de la plaie; c'est toujours la partie inférieure, ou celle qui est la plus voisine de la plante du pied qu'on doit préférer pour former ce lambeau. Si l'on se comporte ainsi, la pression produite par la marche se fait en totalité sur la vieille peau; on évite par ce moyen d'exposer à être blessée une peau tendre, dont l'excoriation devient fort pénible pour tous ceux qui sont obligés de vivre en faisant beaucoup d'exercice. Je n'ai jamais vu aucune exfoliation des cartilages après l'amputation à lambeau.

Je n'en ai jamais entendu parler non plus dans la même circonstance. Il ne faut pas supposer que la réunion d'une surface musculaire ou tendineuse sur un cartilage réussira aussi bien dans un hôpital où les malades sont entassés, que dans la pratique particulière; mais j'ai déja eu occasion de parler de ceci fort amplement.

Comme l'opération faite par ce procédé a quelque chose de plus long que lorsqu'elle est faite selon la méthode ordinaire, sur-tout si elle n'est pas exécutée promptement & avec dextérité, on demandera peut-être quel avantage aura le malade, qui puisse compenser ce retard? Je réponds à ceci que les pansemens sont moins douloureux, que la cure est abrégée & complette, enfin qu'on évite une difformité confidérable. L'appareil appliqué après l'opération ne touchant pas la dixième partie de la plaie, il eſt évident que la douleur ſera proportionnément moindre que quand toute la ſurface de la plaie eſt enflammée & irritée par l'appareil. La cure eſt ſouvent fort longue, lorſque le cartilage s'exfolie : quand bien même ceci n'arriveroit pas, une plaie d'une ſi large ſurface ne guérit pas promptement. La quantité de peau & de parties adjacentes qu'on retranche par la méthode ordinaire étant plus grande, la difficulté doit auſſi augmenter en proportion ; il eſt de fait que plus on diminue la ſurface d'une plaie en la couvrant avec art d'une partie convenable de la peau qu'on a ſu conſerver, moins il y aura de douleur & d'inflammation, & plus la cure ſera prompte : moins il y aura de peau neuve à former, moins le malade ſera expoſé aux inconvéniens ſubféquens, tels que la douleur, l'irritation cauſée par le froid de l'air, & la preſſion des corps durs.

On évite beaucoup plus ſûrement la difformité en formant le lambeau de la partie externe du doigt : mais dans les gens de travail on doit préférer la partie

interne : la peau neuve eſt alors plus ga-
rantie de la forte preſſion cauſée par les
travaux pénibles dont ces gens ſont ordinairement occupés.

CHAPITRE II.

De l'amputation du bras dans ſon articulation avec l'omoplate.

Sɪ l'on parcourt les écrits des meilleurs
chirurgiens, on trouvera qu'il en eſt peu
qui, dans le cours de la pratique même
la plus étendue, aient amputé le bras
dans ſon articulation avec l'omoplate.
On ſera également convaincu qu'il y a
peu de lumières à tirer de leurs écrits
ſur cette opération ; excepté ce que nous
en dit M. Bromfield, qui mérite d'être
lu très-attentivement.

Cependant la carie des jointures, les
plaies d'armes à feu, les fractures compliquées, la léſion des gros vaiſſeaux,
accidens communs aux hommes de tous
les âges, ont rendu de tout temps cette
opération auſſi néceſſaire qu'elle peut
l'être aujourd'hui. Ainſi l'on peut conclure que ſi elle a été rarement pratiquée, cela eſt venu ou de la crainte du
danger & des difficultés qui l'accompa-

gnoient, ou d'un défaut de jugement à déterminer les cas où elle étoit praticable. Il n'eſt donc pas étonnant qu'on ait ſi peu perfectionné cette opération. Cet honneur ſembloit être réſervé à M. Bromfield, écrivain & praticien très-connu de nos jours. Il n'y a que lui qui ait réduit cette opération à un plan régulier, non d'après des conjectures, mais par une expérience réfléchie, unique moyen de perfectionner les procédés de l'art.

Je remarquerai que ſes malades étoient tous dans des cas à peu près ſemblables. Leur mal venoit originairement ou d'abcès, ou de carie dans le voiſinage de l'articulation. M. Bromfield obſerve lui-même quant à l'opération, » Qu'il n'a » d'abord été que très-peu encouragé à » la faire, par ceux qui l'avoient vu pra- » tiquer pluſieurs fois à l'armée, dans » des cas où la jointure du bras avec » l'épaule avoit été très - offenſée par » un coup d'arme à feu, & où il n'y » avoit d'autre parti à prendre, que » d'amputer pour conſerver la vie. Ce- » pendant j'ai appris, ajoute-t-il, que » tous ces malades étoient morts, quoi- » que l'opération parût avoir été bien » faite, & quoique toutes les circonſ-

» tances paruſſent favorables pendant les
» trois premières ſemaines. «

Il eſt fâcheux que le public n'ait pas
été inſtruit des procédés qu'on a ſuivis
en opérant, & des événemens malheu-
reux que ces opérations ont fait naître;
car l'art ne peut faire des progrès réels
que par de pareilles obſervations. Ces
hiſtoires ne nous ayant pas été tranſ-
miſes, les faits ſont nuls pour la poſté-
rité. En effet, comment pouvoir diſtin-
guer ſi les malades ont été les victimes
du procédé opératoire, ou de la maladie qui exigeoit l'opération, abſtraction
faite de toute autre circonſtance ?

J'ai eu occaſion d'amputer le bras dans
ſon articulation avec l'épaule, dans un
cas des plus critiques, à la ſuite d'un
coup de feu; & j'ai réuſſi. Comme ce
ne ſont que les faits bien détaillés qui
font la véritable ſcience, je vais préſenter toutes les circonſtances de cette amputation. L'état des parties ſur leſquelles
il falloit opérer, étant différent de celui
où ſe trouvoient les malades de M.
Bromfield, je n'ai pas beſoin de me juſ-
tifier de m'être écarté de ſa méthode
d'opérer.

OBSERVATION VII.

Amputation du bras dans son articulation avec l'omoplate.

Daniel Catling, homme de moyenne taille, fort & de bonne santé, est le sujet de l'observation suivante. Le 4 mars 1774, il enfonçoit une cartouche dans un canon qui venoit d'être tiré. Un reste de bourre de la charge précédente brûloit dans la culasse, & enflamma subitement la nouvelle charge. Cet homme présentoit le bras droit à l'embouchure. Le coup part, il est jeté dans la rivière ; on l'en tire presque mort, & on le porte à l'hôpital.

En examinant le plaie, on vit que le bras avoit été emporté précisément au dessous de l'insertion du muscle deltoïde. Le reste de l'os & des chairs parut si offensé, qu'on décida d'amputer le bras dans son articulation avec l'épaule. La peau n'étoit pas lacérée vers la jointure, ni même sur ce qui restoit des chairs & de l'os. Néanmoins on appercut une extravasion considérable dans le tissu cellulaire, sur le grand pectoral, l'omoplate, la clavicule & les parties adjacentes. Le feu avoit

F v

brûlé les sourcils, les paupières, & fort endommagé les tégumens de toute la face. Les yeux étoient fermés par l'enflure des paupières.

Le pouls & la respiration étoient en assez bon état; mais une stupeur générale accabloit le malade, excepté dans les momens où on l'agitoit un peu fort. En un mot, c'étoit le sujet le moins propre que j'eusse jamais vu, pour une opération importante. En effet, qu'oser entreprendre sur un homme dont le bras & les parties voisines étoient dans cet état, & dont le genre nerveux avoit éprouvé la plus forte commotion? Cependant il n'y avoit d'alternative que la mort, ou l'amputation. Le pouls étoit bon ainsi que la respiration: c'étoient les seuls symptômes qui fussent favorables.

J'éprouvai l'inconvénient d'opérer à la lumière : je n'eus même que très-peu de temps pour établir mon plan d'opération. J'avois lu depuis peu ce que dit à ce sujet M. *Bromfield*, dans son Traité d'observations. Je me demandai si dans le cas d'un coup de boulet, ou de fracture compliquée avec lésion aux artères, cas qui exige l'amputation, mais en supposant le mouvement de l'articulation

libre; je me demandai, dis-je, si alors
on ne pourroit pas réduire l'opération
à un procédé plus simple, tel que celui
qui suit?

Coupez la peau & le tiſſu cellulaire
autour du bras immédiatement au deſſous de l'acromion; inciſez enſuite obliquement en haut à travers le deltoïde
& les muſcles poſtérieurs vers la jointure; alors continuez en devant, & après
avoir diviſé le tendon du grand pecto-
ral & les parties adjacentes, ſéparez &
& liez l'artère qu'un aide peut tenir
écartée avec ſes doigts, tandis que vous
tirerez au dehors la tête de l'os. Si cela
ne peut ſe faire faute de place, diviſez
les tégumens en devant depuis l'acromion juſqu'au bord de la plaie; mais je
voudrois qu'on n'en vint là que dans le
cas de néceſſité.

Si le procédé que je viens d'indiquer
eſt praticable, l'opération en deviendra
plus ſimple, & on n'aura pas beſoin de
faire des points de ſuture.

Je voudrois auſſi qu'on conſervât aſſez de peau pour couvrir enſuite toute
la plaie, & qu'on n'appliquât aucun appareil entre ſes bords, perſuadé que la
cure ſe termineroit plus tôt, ſi l'on aban-
donnoit davantage la guériſon à la na-

ture, & si l'on ne mettoit point d'obstacle à son travail en introduisant une substance étrangère dans la plaie. Enfin j'espérai que les succès seroient à certain point analogues à ceux qu'on obtient dans les amputations ordinaires, où l'on traite les parties avec les mêmes procédés.

Le malade fut donc placé sur une table d'une hauteur convenable, où l'on étendit deux couvertures. Il avoit l'épaule assez élevée au dessus du bord de la table, pour laisser l'espace suffisant à la main de l'opérateur. Un aide intelligent fit avec ses doigts la pression requise sur l'artère souclavière. Aussitôt on fit une incision circulaire d'environ la largeur de la main, au dessous de l'acromion, & on la continua à travers la peau & le tissu cellulaire, tout autour du bras. Le deltoïde & les autres muscles furent coupés obliquement jusqu'au ligament capsulaire, ce qui fut facilité par un aide qui avec ses doigts tiroit la peau en haut. Alors on coupa le tendon du biceps & le ligament capsulaire circulairement. Bientôt une artère qui donnoit beaucoup de sang nous fit voir que la compression exercée sur la souclavière n'étoit pas assez forte, quoique faite avec intelligence. Je liai donc ce vaiffeau à l'aide de la pince, & je me déterminai à finir l'opération de la manière fuivante.

Je coupai le tendon du grand pecto-ral, le ligament capfulaire circulairement & les autres parties, excepté les artères, les veines & les nerfs, ainfi que le tiffu cellulaire & les parties adjacentes. Comme il étoit difficile dans cette obfcurité de diftinguer fuffifamment les parties, pour pouvoir lier les vaiffeaux & couper les nerfs affez haut, je fuivis l'avis de M. Bromfield, & j'embraffai le tout dans une ligature de précaution, ferrée de manière à prévenir toute hémorrhagie : alors je coupai au deffous, j'ôtai le membre, ce qui termina l'opération. Je liai enfuite les artères & les veines avec la pince & le fil, en ne faifant qu'une feule ligature ; j'ôtai celle que j'avois faite par précaution : lorfque j'eus incifé le tiffu cellulaire & les mufcles, j'apperçus beaucoup de fang extravafé ; tout avoit la plus mauvaife apparence : c'eft pourquoi j'ôtai, autant que je le pus, ce qui étoit vicié. Ce fut peut-être en conféquence de ce défordre, & du gonflement confidérable, que la compreffion

faite fur l'artère fouclavière devint in-
fuffifante pour arrêter l'hémorrhagie.
En effet, les parties coupées me parurent avoir éprouvé une contufion fi violente, que je craignis qu'elles ne fe
gangrénaffent.

J'avois laiffé beaucoup de peau, de
forte que lorfqu'elle fut placée fur les
mufcles & la cavité articulaire de l'omoplate, la plaie ne paroiffoit prefque que
comme une ligne tirée d'un côté à
l'autre, qui traverfoit la furface du moignon. Je laiffai pendre les ligatures dans
l'angle de la plaie voifin de la poitrine.
J'appliquai des plumaceaux longs &
étroits, couverts d'un médicament doux
& rafraîchiffant, & pofés longitudi-
nalement de bas en haut, de manière
à rapprocher les bords de la plaie. On
en foutint l'effet avec deux longs emplâtres agglutinatifs, & l'on affura le
tout avec de l'étoupe, une compreffe
& une bande de flanelle. J'ordonnai le
régime convenable, du bouillon, des
boiffons rafraîchiffantes, & de temps à
autre quelques cordiaux.

Je fus étonné le lendemain de trouver le malade fort bien : il avoit repris
fes fens, la fièvre fymptomatique étoit
médiocre ; mais l'ulcération du vifage

lui faisoit beaucoup de mal : l'épaule étoit peu douloureuse ; & ce qui est bien surprenant, c'est qu'il n'avoit pas le moindre souvenir de son accident & de l'opération qu'il avoit subie.

Je prescrivis d'humecter souvent le visage avec des compresses trempées dans l'eau végéto-minérale ; je fis prendre des lavemens & observer rigoureusement un régime antiphlogistique, sans omettre les calmants.

Il seroit peu important, ou plutôt ennuyeux de détailler ici tout ce qui a été remarqué à chaque pansement. Il suffira d'observer, que le 9, le malade étoit aussi bien qu'on pouvoit raisonnablement l'espérer ; l'aspect de la plaie étoit favorable ; la peau étoit restée fixée presque dans l'état où on l'avoit mise après l'opération : la plaie rendoit une petite quantité de pus mêlée avec une synovie claire & limpide ; le sang extravasé dans le voisinage avoit déja été résorbé. Le visage étoit mieux, le malade pouvoit demeurer assis pendant la plus grande partie du jour ; enfin les ligatures tombèrent aussi-tôt que dans les amputations ordinaires.

Le 10, il se plaignit d'une alternative de froid & de chaud, ajoutant qu'il ne se sentoit pas trop bien, sans cependant pouvoir dire quel étoit son mal particulier, qui en effet étoit peu de chose.

Le 11, il parut affoibli & abattu, la peau étoit moite, froide & visqueuse; la plaie étoit pâle, sembloit disposée à s'ouvrir & avoit rendu beaucoup de pus. Je ne savois trop à quoi attribuer ce changement: étoit-il dû à l'air de l'hôpital, qui pour lors étoit rempli & infecté de l'odeur de plusieurs ulcères putrides; ou à un régime moins substantiel que celui auquel cet homme auroit dû être mis?

Nous avions observé dans notre hôpital, que dans les cas de fractures composées, d'amputation, ou de toute autre grande opération accompagnée de plaie considérable, le régime antiphlogistique ne convient pas aux matelots, aux gens accoutumés à de durs travaux & aux liqueurs fortes. Leur santé dépérit & leurs plaies empirent immanquablement; le seul moyen d'y remédier est d'avoir un peu d'indulgence pour leur manière de vivre habituelle.

Les meilleurs remèdes sont donc un air pur, des cordiaux tels que le vin, des liqueurs spiritueuses ou de la petite bierre, des substances animales en quantité modérée, le quinquina & des médicamens toniques fur la plaie.

Pour obvier aux effets du mauvais air & au défaut d'un régime qui n'étoit pas affez fortifiant, je fis tranfporter le lendemain mon malade dans un lieu élevé & bien aéré, à une diftance convenable de la ville; on lui donna de la viande à midi, & de la petite bierre trois ou quatre fois le jour; je lui ordonnai auffi le quinquina, & je lui permis de fe promener dans un jardin, lorfque fes forces & le temps le permettroient.

Par cette conduite, ce malade reprit fi promptement, que le 16, à mon grand étonnement, il vint fe faire panfer chez moi, & retourna à pied chez lui.

Sa fanté s'amélioroit de jour en jour, car un mois après l'opération la plaie étoit guérie, à l'exception d'une petite ouverture, par où l'on pouvoit introduire le bout d'une fonde vers la cavité articulaire de l'omoplate. Il en découloit un peu de fynovie: cette petite fiftule ne fe ferma qu'à la fin du mois fuivant, temps où tout fut complétement guéri. L'appareil a toujours été appliqué de manière à rapprocher les lèvres de la plaie dont la cicatrice eft tranfverfale.

Je ne prétends pas faire ici la critique

du plan d'opération donné par M. Bromfield, ni du panfement qu'il propofe :
je reconnois au contraire que je lui ai
une obligation particulière pour les confeils qu'il a donnés à ce fujet ; mais je
trouvai beaucoup de différence tant par
rapport au cas particulier dans lequel
étoit mon malade, que par rapport au
procédé opératoire : ainfi chacun eft
libre d'admettre le traitement qu'il jugera le plus convenable aux circonftances.

Ce feroit auffi induire le public en
erreur, que de ne pas avouer la difficulté que j'ai trouvée à faire mon incifion circulaire, quoique j'y aie réuffi ;
j'aurois eu fans doute beaucoup plus de
facilité à divifer le ligament capfulaire,
fi j'avois eu un plus libre accès à la partie même, en faifant une incifion longitudinale à la peau & au deltoïde depuis
l'acromion : mais d'un autre côté, fi
l'on confidère combien il eft avantageux
de s'oppofer à l'accès de l'air extérieur
dans plufieurs importantes opérations,
par exemple dans les fractures compliquées, dans l'ouverture des grands &
profonds abcès, dans la cure radicale
de l'hydrocele par le féton, dans les
amputations, ou lorfqu'il s'agit de réu-

nir des parties muſculaires & tendi-
neuſes ſur un cartilage, après l'exciſion
d'un doigt ou d'un orteil, ou en recouvrant la tête d'un os avec un lambeau
&c. ſi, dis-je, nous enviſageons bien
toutes ces circonſtances, nous tâcherons
ſans doute de terminer l'opération, s'il
eſt poſſible de la faire avec peu de
peine, ſans l'inciſion longitudinale du
deltoïde, puiſque cette inciſion feroit
plus aiſément entrer l'air dans la cavité
de la plaie & dans celle de l'omoplate.

On-doit peut-être auſſi conſidérer
avec raiſon le libre accès de l'air dans
les jointures, comme une des cauſes de
l'exfoliation des cartilages; mais ce qui
y contribue le plus, c'eſt l'application
de la charpie sèche dans la cavité articulaire de l'omoplate : cette charpie formant une adhérence & arrêtant ainſi ſur
la partie le pus qui s'épanche de jour
en jour, cette cauſe doit, ſelon moi,
dans ce cas-là, donner lieu beaucoup
plus à l'exfoliation du cartilage, qu'à
celle de l'os, après une amputation. M.
Bromfield poſe en principe, que dans
tous les cas le cartilage s'exfolie , page
244 de ſes Obſervations. Il ajoute même,
en parlant du conſeil que donne Heiſter
pour tenter une réunion par première

intention : Mais Heifter a oublié que quand la tête de l’omoplate eft faine, le cartilage s’oppofera à la réunion jufqu’à ce qu’il foit exfolié. D’après cette opinion, il règle fa pratique, & nous dit d’enlever le cartilage, d’appliquer de la charpie sèche fur l’os, de l’y laiffer jufqu’à ce qu’elle s’humecte, qu’elle tombe, & qu’il paroiffe fur l’os des bourgeons charnus. Cette pratique peut être très-fenfée & même néceffaire, quand le pus a féjourné dans l’articulation, & occafionné au tiffu des parties une altération capable de donner lieu à l’exfoliation de l’os & du cartilage ; mais l’exemple de mon malade prouve que dans les léfions récentes le cartilage ne s’exfolie pas toujours après l’opération. C’eft pourquoi, fi au lieu d’introduire de la charpie sèche jufqu’au fond de la plaie, la peau eft appliquée comme je l’ai dit, & fi d’ailleurs l’appareil eft appliqué convenablement, il arrivera rarement que l’os ou le cartilage s’exfolie; la nature fera prefque des prodiges, fi on ne la contrarie pas : la plaie fe fermera & fe réunira très-promptement.

Comme je fis cette opération à la lumière, je ne pus obferver les plus petits détails d'une manière abfolument fatisfaifante pour moi. Je coupai les artères affez bas, fuivant le confeil de M. Bromfield, mais je n'ofai pas couper les nerfs très-haut; le mal que je voulois éviter par ce procédé, a réellement été prévenu par la manière de panfer la plaie; en effet les nerfs ont été recouverts par la peau.

Il y a préfentement fept ans que cette opération a été faite; le fujet jouit depuis ce temps-là de la meilleure fanté. Il eft employé à la douane de cette ville, & remplit très-bien les devoirs de fon état qui lui procure une vie affez aifée.

Fin de la quatrième Partie.

CINQUIÈME PARTIE.

OBSERVATIONS ULTÉRIEURES, QUI PROUVENT LES PRINCIPES PRÉCÉDENS.

ON m'a communiqué le détail de sept amputations de la cuisse, faites dans un hôpital très-salubre, par des praticiens distingués : le succès n'en a pas été tel qu'on auroit pu l'espérer ; car il n'y en a eu que deux qui ont parfaitement réussi. Voici ce qu'on m'a seulement communiqué de désavantageux.

1°. Dans le premier cas, le malade n'étoit âgé que de seize ans ; le moignon suppura beaucoup, & il y eut une exfoliation considérable : la cure dura sept mois.

2°. Le second malade étoit âgé de vingt-deux ans : tous les accidents furent médiocres ; il fut guéri en sept semaines.

3°. Le troisième avoit pareillement vingt-deux ans ; il eut une hémorrhagie considérable le cinquième jour de l'opération, & il se fit une grande exfoliation : la plaie guérit en quatre mois.

4°. Le quatrième avoit vingt ans ; tous les accidents furent modérés, la fanté de ce malade étant d'ailleurs mauvaife : il fut envoyé à la campagne ; la plaie ne fut guérie qu'au bout de feize femaines.

5°. Le cinquième étoit âgé de vingt-cinq ans : les accidens furent médiocres ; la cure dura fept femaines.

6°. Le fixième avoit trente ans : les accidens furent peu confidérables ; la cure dura treize femaines.

7°. Le feptième avoit treize ans ; le même foir de l'opération il eut une hémorrhagie confidérable : il y a trois femaines que l'amputation eft faite ; il y aura probablement exfoliation.

Tous les moignons de ces malades étoient meilleurs que ceux des fujets opérés par la méthode ordinaire : je crois cependant en avoir vu d'auffi bien conditionnés dans des cas où l'opération a été faite à la cuiffe & très-bas, juftement au-deffus de condyles, fur-tout lorfqu'il y avoit d'anciennes cicatrices & des adhérences qui empêcherent la rétraction des mufcles, ce qui rendit le moignon très-plat & fans aucune inégalité,

OBSERVATION VIII.

Amputations faites par M. Lucas, Chi-
rurgien de l'Hôpital de Leeds.

Les obligations particulières que j'ai
à M. Lucas pour ses bons avis, dont il
ne cesse de me faire part, depuis que je
lui ai communiqué ma manière d'amputer, m'engagent à publier ici l'extrait
de sa dernière lettre, datée du 23 novembre 1781 : elle contient le détail
de sa première opération & les suites
qu'elle a eues, selon l'instruction que
lui en a envoyée M. Hey.

» Peu de temps après que vous m'eûtes
» communiqué, monsieur, votre mé-
» thode d'opérer, j'eus occasion de la
» mettre en pratique, & je vous prie de
» recevoir mes sincères remercîmens.

» Mon malade avoit environ douze
» ans, la maladie occupoit le genou ;
» l'amputation fut faite le 2 octobre
» 1779, aussi près de l'articulation qu'il
» fut possible, & précisément comme
» vous me l'aviez conseillé ; je n'eus
» pas de peine à me passer de la ligature
» en coupant la peau & les muscles. Je
» suivis encore votre conseil en ne cou-
» pant point précisément au dessous des
» tégumens rétractés, mais un peu plus
bas,

» bas, ce qui conserva assez de chair
» pour soutenir la peau. Dès que l'os
» fut scié, on mit aisément en contact
» les lèvres de la plaie ; je liai les artères
» en me servant de la pince & du fil,
» c'est la méthode que l'on suit dans
» notre hôpital depuis quelques années :
» je fixai d'abord le bandage autour du
» corps du malade, ce qui est sans in-
» convénient, & je déroulai ensuite la
» bande en la conduisant sur la cuisse,
» pour maintenir les lèvres de la plaie
» réunies, de manière qu'elle ne pré-
» sentoit qu'une ligne transversale sur
» la surface du moignon, ensorte que
» des deux angles de la plaie, l'un étoit
» en haut & l'autre en bas.

» En coupant les muscles, j'avois en-
» levé une petite portion des téguments
» qui s'étoit échappée en avant, ce qui
» produisit une petite ouverture à l'an-
» gle inférieur, assez grande pour rece-
» voir l'extrémité des ligatures, que
» j'ôtai par degré en trois ou quatre pan-
» semens & avec la facilité ordinaire.

» On ne mit point de charpie entre
» les bords de la plaie ; on se contenta
» d'appliquer dessus un plumaceau cou-
» vert de digestif, une compresse & un

G

» peu d'étoupe ; cet appareil fut fixé
» avec un bonnet de laine.

» Le lendemain matin je fus agréa-
» blement furpris de ne trouver au ma-
» lade que peu ou point de fièvre : il
» ne fe plaignoit d'aucun picotement au
» moignon; il avoit même bien dormi.
» Le fix, en le panfant, je vis que la
» plaie avoit fi peu rendu, que je ne
» jugeai pas à propos d'ôter le bandage :
» feulement les bords paroiffoient un
» peu enflammés, mais intérieurement
» il fembloit qu'il fe fût fait une réunion
» qui donnoit à la plaie plutôt l'appa-
» rence d'un abcès ouvert que d'un
» moignon récent.

» En vingt-fept jours tout fut parfai-
» tement cicatrifé & refta depuis dans
» le même état, fans la moindre inflam-
» mation, ni la moindre gêne de la part
» de la preffion. La cicatrice, comme
» vous l'avez remarqué, forme une ligne
» tranfverfale fur le moignon, & l'os
» eft fi bien recouvert qu'il ne peut en-
» dommager les parties molles en pref-
» fant deffus.

» Le 27 novembre 1780, Efther
» Pearfon, âgée de 73 ans, fut reçue à
» l'hôpital ayant une fracture compli-
» quée à chaque jambe : une lourde

» charette avoit paſſé deſſus, & les os
» étoient tellement briſés, qu'on jugea
» à propos de faire ſur le champ l'am-
» putation de l'une des deux jambes,
» parce qu'il étoit impoſſible d'en arrê-
» ter l'hémorrhagie. M. Hey étant ar-
» rivé avant moi, procéda à l'opération :
» j'arrivai preſque auſſitôt, & aſſez à
» temps pour rapprocher les lèvres de
» la plaie, de manière qu'elles formaſ-
» ſent une ligne tranſverſale ſur la ſur-
» face du moignon. L'amputation fut
» faite au-deſſus du genou, je laiſſai
» pendre les ligatures à l'angle intérieur
» de la plaie.

» L'autre jambe étoit ſi fort endom-
» magée, que l'on crut qu'il étoit néceſ-
» ſaire d'ôter deux ou trois pouces du
» tibia. Nous avions cependant plus d'eſ-
» pérance de ſauver la vie de cette
» femme en faiſant l'amputation de la
» ſeconde jambe, mais nous ne crûmes
» pas devoir prendre ſur nous de la
» faire, puiſque s'il n'y avoit eu que
» cette dernière jambe de fracturée,
» nous ne l'aurions pas amputée. Elle
» fut donc panſée comme il convenoit,
» mais je la laiſſai ſans aucun eſpoir.

» Le lendemain, je lui trouvai peu
» de fièvre ; elle ne ſe plaignoit que de

» fa fracture qui alloit auffi bien que fi
» l'autre jambe n'eût pas été amputée.
» Pendant les trois premiers jours, on
» la mit à une diète très-fevère, ayant
» toujours égard à fon grand âge : heu-
» reufement pour elle fa fanté avoit
» toujours été bonne jufqu'alors, & elle
» avoit été fort fobre.

» Le feptième jour, je levai l'appa-
» reil du moignon : la plaie me parut
» prefque guérie, il n'y avoit aucun écou-
» lement de pus qui exigeât qu'on fît
» une contre-ouverture. La malade re-
» gardoit toujours la plaie de fon moi-
» gnon comme peu de chofe, en com-
» paraifon de la fracture de l'autre
» jambe : le moignon fut panfé tantôt
» de trois en trois jours & tantôt tous les
» deux jours, proportionnément à l'abon-
» dance du pus, ou felon le befoin qu'on
» eut de détruire un fungus qui retar-
» doit la cure, lequel cependant ne fut
» entièrement détruit que fix femaines
» après l'accident, quoique la plaie fût
» prefque toujours réduite à peu de
» chofe ; c'eft, malgré cela, le meilleur
» moignon que j'aie vu ; la rétraction
» des mufcles fléchiffeurs a été d'un
» grand avantage, car en tirant la cica-
» trice en bas & en arrière, elle s'eft

» trouvée écartée du point de compref-
» fion faite par la jambe de bois, & tout
» le moignon a prefque la même ap-
» parence que fi l'on eût fait l'ampu-
» putation à lambeau. Je fuis perfuadé,
» monfieur, que vous le verriez avec
» plaifir, & que vous penferiez de
» même. «

OBSERVATION IX.

*Par M. Keate, Chirurgien ordinaire de
Son Alteffe le Prince de Galles.*

Je prends, monfieur, la liberté de
vous informer du réfultat de votre méthode d'amputer. J'ofe vous affurer que
les circonftances qui ont précédé l'opération faite au malade dont il eft quef-
tion, font bien capables de donner de
l'efpérance en nombre d'autres ciconf-
tances, fi l'on opère de même.

La conftitution de ce fujet avoit été
extrêmement affoiblie par des accidens
de confomption; le pouls étoit très-pe-
tit & vif, les fueurs abondantes & les
felles colliquatives. C'étoit l'effet de la
carie des os & de l'ulcère des parties
molles; ainfi l'on avoit tout lieu de
craindre les fuites de l'opération. Ce
malade fut reçu dans l'hôpital deftiné

au premier régiment des gardes à pied,
dont j'ai la direction.

J'opérai le 12 mai 1780, au deſſus
du genou, conformément aux regles
preſcrites dans vos obſervations: le malade eut beſoin d'un peu d'opium; il
n'éprouva point de ſpaſmes, ni aſſez
de fièvre pour mériter une attention
particulière.

Le troiſième jour après l'amputation,
à la levée de l'appareil ſur lequel il y
avoit un peu de pus, le moignon avoit
le meilleur aſpect poſſible; la plaie n'é-
toit large que de quatre lignes & n'avoit
en longueur que le tiers du diamètre
du moignon : tout paroiſſoit être bien
réuni, excepté à l'angle intérieur où
l'on avoit laiſſé pendre les ligatures. Le
14 deux tombèrent en levant l'appareil :
la troiſième reſta juſqu'au 18. Tout fut
guéri le 26, à l'exception d'une petite
ouverture par laquelle il ſe fit une très-
légère exfoliation.

D'après la converſation que j'ai eue
avec pluſieurs perſonnes de l'art, té-
moins de l'opération, & des bons effets
qui l'ont ſuivie; je penſe que cette méthode doit être généralement adoptée,
& que ſi elle l'eſt, il en réſultera certainement les plus grands avantages.

OBSERVATION X.

Amputation de la cuiſſe ; par M. Hey,
membre de la ſociété royale de Londres,
& Chirurgien de l'Hôpital de Leeds.

Depuis l'avis que vous avez donné
ſur les changemens avantageux qu'on
pouvoit faire à la méthode d'amputer
au deſſus du genou, nous avons eu ſept
fois occaſion d'opérer ſelon ces vues
dans l'hôpital de Leeds. J'eus cinq de
ces amputations à faire, & c'eſt avec
le plus grand plaiſir que je vous aſſure
que cette méthode promet les plus heureux ſuccès, un ou deux de ces malades
furent parfaitement guéris dans l'eſpace
d'environ 18 jours. Il y a peu de temps
qu'une femme âgée de 72 ans fut ap-
portée à notre hôpital, ayant une fracture compliquée à chaque jambe. Une
d'elles étoit ſi horriblement fracaſſée,
qu'il fut néceſſaire de la couper au deſſus du genou. Quatre ou cinq pouces du
tibia ſe détachèrent de l'autre jambe. La
plaie fut traitée ſelon la manière ordinaire. Cette femme eſt en ſi bon état,
qu'elle paroît être hors de tout danger.
L'amputation ne ſemble pas avoir aggravé ſon état, & elle marche preſque
auſſi bien que ſi elle n'avoit pas de

jambe artificielle. C'eſt ſans doute à l'abſence de la fièvre ſymptomatique, qui paroît toujours après l'amputation faite ſelon la méthode ordinaire, que cette vieille femme doit les ſuccès qu'elle a obtenus.

Le reſte de la lettre de M. Hey, ne contient que quelques détails d'attention & d'honnêteté pour moi. Je lui en fais tout le gré poſſible. Il ajoute encore ce qui ſuit. Je ſuis entièrement de votre avis ſur les avantages qui réſultent de votre manière d'opérer. Elle diminue le danger de l'hémorrhagie, prévient les ſpaſmes, réduit preſque à rien la fièvre ſymptomatique, obvie à la douleur des panſemens, & forme au moins à la cuiſſe une bonne cicatrice.

OBSERVATION XI.

'Par M. Kennedy, Chirurgien de l'Hôpital de Birmingham.

Nous avons ſuivi votre méthode d'amputer, dans l'hôpital de Birmingham; & avec tout le ſuccès poſſible. On la mit onze fois en uſage l'année dernière (1780), & tout alla bien. La plupart des malades guérirent en cinq ou ſix ſemaines, & quelques-uns en trois. De ce nombre, fut une fille âgée de ſeize ans, à qui j'amputai la jambe au deſſous du genou, le 29 avril 1780. Elle ſortit de l'hôpital bien guérie, le 20 mai. N'ayant tenu aucun état particulier de tous ces malades, je ne puis vous l'envoyer. Si vous publiez quelque choſe de relatif à cette matière, vous pouvez faire l'uſage que vous jugerez à propos de l'avis que je vous donne de nos ſuccès.

OBSERVATION XII.

Par M. Freer, Chirurgien de l'Hôpital de Birmingham.

J'ai cru qu'il étoit de mon devoir de vous apprendre quels ſuccès avoit eus votre méthode d'amputer, tant dans ma pratique, que dans celle de mes confrères. Cet avis ne pourra que vous faire plaiſir en confirmant l'avantage de cette méthode, que je ſouhaiterois voir devenir générale.

Quoique ma première opération n'ait pas été auſſi heureuſe que les dernières, elle nous a cependant fait gagner quelque avantage ſur l'ancienne méthode, & nous ſommes décidés à la pratiquer encore à la première occaſion. Je crois que M. Kennedy vous a communiqué quelques-unes de ces opérations : j'y ajoute celles qui ſuivent.

G v

Un homme âgé de 30 ans, opéré au deſſous du genou, a été guéri en 27 jours.

Un homme âgé de 37 ans, opéré de même, a été guéri en 26 jours.

Une fille âgée de 15 ans, a été opérée au deſſus du genou, & guérie en 18 jours, en y comprenant celui de l'opération. Il ne ſurvint aucun accident fâcheux pendant ces cures, & les moignons ont les qualités requiſes; outre la promptitude de la cure, cette méthode procure encore un plus grand avantage en certains cas. Elle a conſervé des ſujets dont nous aurions déſeſpéré, en ſuivant l'ancienne méthode, vu l'extrême épuiſement où les avoit mis la ſuppuration des jointures malades, une expectoration abondante de pus avec une forte toux. En effet, auroient-ils pu ſoutenir une longue ſuppuration & le repos indiſpenſable avec l'ancienne méthode?

Nous avons été aſſez heureux pour ne perdre aucun ſujet parmi le grand nombre que nous avons opéré, quoique pluſieurs d'entre eux ſe ſoient trouvés dans un état déplorable.

M. Freer m'a fait part auſſi de l'avis ſuivant, en date du 28 octobre 1781.

Je puis maintenant vous dire que

j'ai vu vingt-fept fujets opérés felon votre méthode , & qu'il n'y en a qu'un feul qu'on puiffe dire être mort de l'opération , ou de fes fuites. La plupart de ces malades étoient d'une fi mauvaife fanté , qu'on les crut d'abord hors d'état de foutenir l'opération. J'ofe avancer que plufieurs d'entre eux n'ont échappé à la mort , que par les avantages que cette méthode a fur l'ancienne.

Dans tous les cas , la fuppuration a été peu confidérable , enforte qu'elle n'occafionna aucun accident , même aux fujets les plus foibles : il n'y eut aucun fpafme après l'opération , excepté dans un enfant , le feul fujet qui foit mort. Les malades mis au lit fe font beaucoup mieux trouvés qu'avant l'opération. La fièvre a été médiocre. Il n'y a pas eu d'hémorrhagie qui nous ait obligé de lever l'appareil , excepté dans un feul cas. J'ai guéri en dix-huit jours , un malade à qui j'avois amputé la cuiffe. Plufieurs fe font rétablis entre vingt & trente jours. Quelques autres ont été jufqu'à fix femaines , ou deux mois. Si un malade n'eft pas parfaitement guéri en cinq ou fix femaines , je regarde le cas comme très-défavorable , à moins que le membre ne foit très-fort.

G vj

OBSERVATION XIII.

Amputation de la cuisse; par M. Gerard, Chirurgien de l'Hôpital de Liverpool.

Je rédige, monsieur, selon vos desirs, les principaux événemens de l'amputation de madame Clarke, à laquelle vous avez été présent. Elle est retournée à Bristol depuis l'opération. Comme mon unique but est de faire mieux connoître les avantages de votre méthode, voici ce que vous pouvez inférer, si vous le voulez, dans votre nouvelle édition.

Elle avoit à l'articulation du genou, une maladie qui duroit depuis plusieurs années : c'étoit une carie accompagnée d'une fièvre violente dont les accès redoubloient toutes les fois qu'il se formoit une nouvelle suppuration : en conséquence, nous jugeâmes que l'amputation étoit inévitable. Il est encore à propos de remarquer que cette femme jouissoit d'un assez bon tempérament, quoique très-affoibli.

L'amputation fut faite le 12 juillet 1780, conformément à la méthode que vous exposez dans votre traité. La malade n'eut que peu ou point de fièvre symptomatique, ni d'autres accidens alarmans, excepté quelques légères af-fections fpafmodiques qui continuèrent pendant deux ou trois jours, mais qu'on fit ceffer par le moyen d'un calmant.

Le 16, on leva l'appareil : le gonfle-ment étoit modéré, la fuppuration peu abondante ; les lèvres de la plaie, qu'on avoit mifes en contact, étoient dans la même fituation & commençoient à fe réunir ; elles ne parurent féparées que dans un petit efpace d'environ quatre à cinq lignes, dans le lieu d'où les liga-tures pendoient : néanmoins on jugea à propos de couper un ou deux circulaires du bandage de flanelle, pour diminuer le peu de gonflement qu'il y avoit au moignon : on mit fur la plaie un plu-maceau enduit de cérat, & des com-preffes trempées dans un mélange d'eau végéto-minérale & d'efprit de vin affoi-bli ; on fixa cet appareil avec un ban-dage peu ferré.

Le 17, le gonflement étoit diminué ; on agita doucement les ligatures pour en faciliter la féparation ; la plaie fut panfée comme le jour précédent.

Le 18, la fuppuration étoit très-lé-gère ; on tira encore doucement les li-gatures : même panfement que le 17.

Le 19, on crut que les calmans n'étoient plus néceffaires : la malade avoit repris un peu de vigueur & d'appétit, elle nous dit même qu'elle fe trouvoit mieux qu'elle ne s'étoit fentie depuis deux ans ; les ligatures tenoient encore : même panfement.

Le 20, le 21 & le 22, tout fe paffa prefque comme les jours précédens ; le gonflement & la fuppuration étoient réduits à très-peu de chofe, la plaie fe réuniffoit & commençoit à fe cicatrifer ; on ôta l'une des ligatures, fans inconvénient.

Le 23, on ôta le bandage de flanelle pour en appliquer un nouveau que l'on ferra peu : deux autres ligatures tombèrent ; la cicatrice étoit plus avancée, la malade commença à s'affeoir fur fon lit.

Le 25, les deux dernières ligatures tombèrent, elles avoient tenu plus que de coutume & contre nos defirs : mais il n'en réfulta rien de défavantageux que le retard de la réunion de la plaie en cet endroit.

Le 26, les forces & le courage fe ranimèrent fenfiblement ; la malade put fe tenir affife une bonne partie du jour. A peine voyoit-on l'endroit où avoient été les ligatures ; le refte de la plaie étoit folidement cicatrifée.

Le 27, le 28 & le 29, la plaie étoit guérie, excepté le centre où il ne restoit que peu de chose à cicatriser : la malade descendit de sa chambre les deux derniers jours.

Le 30, elle fut en état d'être transportée chez un ami de son voisinage. Le 2 août elle n'eut plus besoin d'être soignée ultérieurement.

Nota. Il ne sera pas inutile de remarquer que cette dame étoit grosse de trois mois lorsqu'elle fut opérée : elle nous cacha cette circonstance jusqu'à la fin de la cure ; il n'en résulta aucun mal pour son fruit ; elle arriva à son terme aussi heureusement que si elle n'avoit point souffert d'opération.

L'observation précédente nous fait donc voir que cette dame alla rendre une visite dix-huit jours après l'amputation, & que le moignon fut parfaitement guéri en trois semaines. J'avois craint qu'une partie des tégumens ne fût pas assez grande pour récouvrir la plaie ; mais, en examinant le tout après la cure, je vis qu'ils avoient été ménagés avec la plus exacte proportion : lorsqu'on les appliqua sur la surface de la plaie immédiatement après l'opération, il fallut en maintenir les bords en

contact avec un emplâtre agglutinatif.
Voilà pourquoi le moignon fut gros
après la guérison, & présenta une surface unie. La cicatrice étoit singulière-
ment petite, par cette même raison.

Observation XIV.

Par M. Bickersteth, sur deux ampu-
tations.

Depuis que j'ai eu occasion de mettre
votre méthode en pratique, je n'ai
opéré que deux sujets ; quoique les accidens qui rendoient l'amputation nécessaire fussent incurables, j'ai eu infi-
niment moins de peine à guérir ces
moignons, en conséquence des difficultés
que j'avois éprouvées dans d'autres cas.
C'est ce qui m'a fait concevoir l'opinion la plus favorable de votre méthode.

L'un de ces deux sujets étoit une
femme âgée d'environ trente - quatre
ans ; l'autre étoit un garçon de seize
ans. Les deux cas étoient les mêmes,
savoir, la carie des os du carpe, produite
par un vice scrophuleux héréditaire
dans l'un & dans l'autre ; ils étoient extrêmement affoiblis par la suppuration
qui venoit de l'articulation, & ils n'au-
roient probablement pas vécu encore

quelques femaines, s'ils ne fe fuffent déterminés à fubir l'amputation.

Comme je n'ai pas tenu note des dif-férens états que me préfentoient les moignons à chaque panfement, je ne puis vous dire autre chofe, finon qu'ils ne me causèrent aucun embarras ni aucun retard dans la cure; elle fut même plus prompte qu'aucune autre. Il n'y eut ni hémorrhagie, ni fpafmes, ni fièvre fymptomatique, accidens dont j'avois vu d'autres malades fouffrir confidérablement. L'une & l'autre amputation furent faites au milieu de l'avant-bras, précifément comme vous le recommandez.

A la levée du premier appareil, je trouvai les tégumens comme je les avois laiffés; la fuppuration étoit en petite quantité; il n'y eut point d'exfoliation, & les plaies furent guéries en trois femaines.

Le lendemain matin après l'opération, la femme m'affura qu'elle avoit paffé une nuit beaucoup plus tranquille qu'elle n'avoit fait depuis plufieurs femaines : fes forces & fon courage fe ranimèrent d'un jour à l'autre. Les évacuations menftruelles parurent après une longue fuppreffion, & au bout de trois mois elle avoit recouvré une parfaite santé: mais malgré ces apparences flatteuses, le vice scrophuleux se jeta sur les poumons, & elle est morte depuis peu de consomption.

Le jeune garçon a joui plus longtemps d'une bonne santé: il s'est manifesté depuis peu à sa poitrine & à ses épaules de nouveaux symptômes scrophuleux; je pense qu'avec le temps il en sera la victime.

Voilà ce que je puis vous apprendre de plus exact sur les circonstances de ces deux amputations: je voudrois avoir eu d'autres occasions de recommander une méthode qui procurera sans doute par la suite de grands soulagemens à ceux qui seront forcés de recourir à l'amputation.

Ces deux cas & plusieurs autres que j'ai eu lieu d'observer, prouvent évidemment que l'on peut procurer la réunion des parties dans les sujets les plus émaciés, & même dans les constitutions affectées du virus scrophuleux.

J'ai aussi remarqué, comme un principe invariable, que la suppuration est d'autant plus grande, que la partie présente plus de tissu graisseux. Les observations de M. *Freer* & de plusieurs autres de mes amis, me confirment dans cette opinion.

OBSERVATION XV.

Amputation de la cuiſſe ; par M. Wilmer,
Chirurgien à Coventry.

Un homme bien portant & de moyen âge tomba devant un chariot chargé de charbon de terre ; deux roues lui paſſèrent ſur une jambe, dans une direction oblique depuis la malléole juſqu'en haut. Le déchirement du ligament capſulaire, le déplacement de l'extrémité inférieure du tibia, la fracture de cet os & du péroné, la forte contuſion de tous les muſcles de la jambe, & ce qu'il y avoit de plus alarmant, une hémorrhagie de l'artère tibiale poſtérieure, nous déterminèrent à recourir à l'amputation.

Je la fis, monſieur, ſelon votre méthode, & tout alla bien pendant un temps conſidérable ; mais il ſe manifeſta ſubitement une hémorrhagie dangereuſe, avant que j'euſſe pu parvenir à réunir la peau & l'extrémité des muſcles ; j'ôtai l'appareil, j'examinai le moignon avec la plus ſcrupuleuſe attention, mais je ne pus découvrir de quel endroit couloit le ſang. Cette hémorrhagie reparut trois fois, malgré l'application des ſtypti-ques : voyant, après la troiſième hémor-rhagie, que la quatrième pourroit devenir mortelle, je couvris la partie muſcu-laire du moignon de réſine en poudre. Cela réuſſit, & le malade fut bien guéri au bout de ſix ſemaines, malgré le re-tard que l'hémorrhagie cauſa à la cure.

OBSERVATION XVI.

Amputation de la cuiſſe.

Henri Knowland, âgé de quarante ans, avoit toujours joui d'une bonne ſanté juſqu'en 1779, temps auquel il reçut un coup de balle de mouſquet : la balle entra par la partie ſupérieure du tibia, au deſſous de l'inſertion de la rotule, ſuivit une direction oblique, traverſa le tibia, le péroné, les muſcles, & ſortit par le côté externe vers le milieu de la jambe.

Cet homme reſta quinze jours en mer avec cette bleſſure : à ſon arrivée, on le tranſporta à l'hôpital : toute la jambe étoit conſidérablement tuméfiée. Il y avoit beaucoup de fluide épanché près de la fracture, & le reſte du gonflement paroiſſoit tenir de l'œdème ; le pied étoit très-froid ; la circulation ne ſe fai-ſoit dans toute la jambe qu'avec beaucoup de lenteur. Ces deux derniers symptômes indiquoient la léfion de quelque groffe artère.

La fanté de cet homme étoit alors dans un état très-défavorable relativement au traitement qu'il y avoit à établir : le pouls étoit petit, vif, mais ne battant qu'à de longs intervalles. La langue étoit sèche, chargée d'une matière brune : ce malade avoit l'air abattu, ou plutôt accablé. Forcé d'aggrandir les ouvertures faites par la balle, j'en vis fortir du pus en abondance & très-âcre, mêlé de fang putride. Je fis les incifions & contre-ouvertures néceffaires pour extraire les efquilles jetées de côté & d'autre.

J'employai des fomentations antifeptiques, & j'appliquai des cataplafmes de même nature. Le malade prit une infufion vineufe de quinquina qui le ranima ; mais il furvint enfuite une fuppuration confidérable qui m'obligea d'ouvrir quelques finus, afin de s'oppofer à la ftagnation du pus. Les topiques aftringens & toniques furent continués.

Je réuffis au point d'efpérer que je conferverois le membre : le cal paroiffoit fe former, & donner aux os fracturés une forte de folidité : mais à différens intervalles, il reparoiſſoit une hémorrhagie dont le ſiège étoit profond, & il s'épanchoit du ſang en différentes parties de la jambe. Il en réſultoit enſuite une abondante ſuppuration, il ſe formoit de nouveaux ſinus, le cal devenoit moins ſolide, enſorte qu'après toutes ces récidives il n'y avoit dans la fracture aucune eſpèce de conſolidation.

Après avoir perſiſté pendant quatre mois à vouloir ſauver le membre, par une diète appropriée, par les médicamens les plus puiſſans, en ouvrant des iſſues convenables au pus, au ſang coagulé, en extrayant les eſquilles, il ſurvint enfin une hémorrhagie qui, quoique arrêtée ſur le champ, détruiſit toutes nos eſpérances. Elle fut ſuivie de tous les accidens mentionnés ci-deſſus, accidens que le malade ne pouvoit plus ſoutenir long-temps.

Il étoit exceſſivement émacié. Son eſtomac étoit ſi foible, qu'il ne pouvoit ſupporter aucun aliment ſolide ; il ne s'accommodoit même des liquides qu'en très-petite quantité.

L'hémorrhagie venoit évidemment du centre du membre, deſſous la fracture. En vain avois-je cherché à découvrir par des inciſions le vaiſſeau qui en

étoit la source ; le cal étoit trop grand,
trop irrégulier. Pendant les dix jours
précédens, il avoit une certaine fermeté ; mais alors il étoit si mou, qu'on
pouvoit le traverser dans tous les sens
avec une sonde. Tout le membre étoit
flasque & fournissoit un pus abondant.
Presque tout le tissu cellulaire étoit plein
de sang coagulé. Le malade se trouvoit
donc alors menacé d'une prompte dissolution , & réduit à l'alternative de perdre , ou le membre, ou la vie. Il prit
le premier parti.

Je fis l'opération le 12 janvier 1780. Je
commençai l'incision circulaire très-près
de la rotule : après avoir coupé les attaches du tissu cellulaire , je portai le tranchant du couteau sur les muscles entre les
bords de la plaie , à l'intérieur de la
cuisse. Je donnai à l'instrument , une direction assez inclinée pour dénuder l'os
fort haut : tirant alors le couteau à moi
jusqu'à ce que la pointe en restât sur
l'os , les muscles furent coupés tout autour du membre, en passant le couteau
dans la même direction, & la pointe
tournant autour de l'os.

Un aide eut soin d'empêcher que
la peau ne fût entamée par le tranchant,
lorsque le couteau passa sous le mem-

bre. La peau & les muscles furent retirés aussi fortement que l'on put pendant toute l'incision. L'os fut scié très-haut & sans difficulté, à l'aide d'une compresse fendue.

On saisit avec la pince cinq vaisseau qu'on lia à nu , en serrant le fil modérément, avec la précaution de ne prendre aucun nerf dans la ligature. On se servit du bandage de flanelle. On recouvrit le moignon avec la peau, de manière à former une ligne transversale qui se portoit d'un côté à l'autre sur la surface du moignon : les bords de la plaie furent rapprochés l'un de l'autre, & maintenus dans un contact immédiat avec des emplâtres agglutinatifs, ayant soin de laisser pendre en dehors les fils qui composoient les ligatures.

Trois furent placées à l'angle externe & deux à l'angle interne de la plaie. Les tégumens & les muscles avoient été coupés dans la proportion requise, pour recouvrir exactement la plaie. L'appareil consista en plumaceaux couverts de cérat, des compresses de linge & le bandage de flanelle.

Le malade se trouva assez bien à tous égards. La suppuration fut si peu considérable, que l'appareil ne fut pas pénétré.

nétré. C'est pourquoi on le laissa jusqu'au dix-huitième jour. Alors on trouva la plaie bien réunie. On remit l'appareil, en ajoutant une compresse trempée dans l'eau végéto-minérale.

Le vingt, on ôta quatre ligatures qui tombèrent sans beaucoup de peine pour le malade. La cinquième qui embrassoit l'artère principale, tomba le jour suivant.

Depuis ce temps-là, on tint tous les jours le malade hors du lit. On lui prescrivit le quinquina & un régime nourrissant. Pendant l'état inflammatoire on maintint les bords de la plaie en contact, en réappliquant à temps convenable les emplâtres agglutinatifs, & l'on favorisa ainsi la réunion secondaire : de sorte qu'en dix-huit jours tout fut presque guéri.

Mais bientôt tout empira ; la plaie se rouvrit, s'ulcéra, devint sordide, & il en sortit une sanie sanguinolente. Le malade perdit l'appétit & se trouva très-affoibli. Il parut sur son visage plusieurs boutons qui s'ulcéroient. Son œil droit s'enflamma avec douleur, & il en couloit une humeur âcre, séreuse, qui excorioit la joue. On fit donc aller le malader à la campagne afin de rétablir son

H

tempérament, & de corriger l'acrimonie de ses humeurs. Pour cet effet, on
lui prescrivit le régime & les médicamens convenables, & l'on ordonna de
le tenir hors du lit aussi long-temps qu'il
seroit possible.

Le 23 février, cinq semaines après
l'opération, le moignon parut guéri
au point de ne plus exiger de pansement
ultérieur. L'œil & les boutons présentoient un meilleur aspect. En général
sa santé étoit beaucoup mieux, quoiqu'il n'eût fait qu'une partie de tout ce
qu'on lui avoit prescrit.

Depuis ce temps-là on ne put vain-
cre son opiniâtreté, ni par les remon-
trances amicales, ni par les menaces;
il se tint constamment au lit, & se mit
au régime le moins convenable à son
état. Je découvris par la suite qu'il en
avoit agi de cette manière à l'hôpital.

A déjeûner il mangeoit du lard grillé,
& commettoit ainsi nombre d'erreurs.
Trop indolent pour s'aider lui-même,
il ne vouloit pas non plus que d'autres
lui rendissent le moindre service. Sa
mal-propreté surpassoit toute expression.
Ses yeux s'enflammèrent, les boutons
reparurent, le moignon s'excoria par
négligence. Assez lâche pour ne pas le

panfer lui-même, il ne permettoit à perfonne de lui prêter la main : il y avoit
huit jours qu'il gardoit le lit lorfque
je le vifitai, & pendant tout ce temps-là
il ne s'étoit lavé ni les mains, ni le
vifage.

Je le fis revenir à l'hôpital, afin de
l'avoir fous les yeux & de le conduire
moi-même. Je lui ordonnai de prendre
le quinquina, & de petites dofes de mer-
cure doux comme altérant. On lui lava
les yeux avec des répercuffifs rafraîchif-
fants. Il s'obftina à refter au lit, avec
indolence & malpropreté. Ce fut inutilement qu'on voulut lui rendre le moindre fervice.

Je fus donc obligé malgré moi, de
le mettre hors de l'hôpital, efpérant que
la néceffité le feroit fortir de cet état
d'inertie. Mais il avoit quelque argent.
Il tomba entre les mains de gens qui fe
prêtoient à fes fantaifies pour le lui faire
dépenfer, fous prétexte de lui être utiles.
Il but, mangea tout ce qui lui plut,
négligeant fon moignon ulcéré par fa
mal-propreté. Enfin, après nous avoir
occafionné de très-grandes dépenfes
& avoir épuifé notre patience, il fut
obligé de retourner en Irlande. La néceffité le contraignit de fortir de fon in-

dolence, pendant le voyage, & j'appris par la fuite qu'il avoit recouvré une parfaite fanté.

Après l'amputation j'injectai la jambe, & la diffection me montra que l'artère tibiale poftérieure avoit été entièrement divifée à fon origine. La léfion fupérieure s'étoit guérie, mais l'inférieure étoit reftée ouverte, & c'étoit de là que venoit l'hémorrhagie, qui s'étoit réitérée plufieurs fois.

Lorfque cette hémorrhagie parut, un habile Chirurgien vouloit qu'on fît une incifion longitudinale, en fuivant la fracture, & qu'on donnât affez d'étendue pour extraire les efquilles & ouvrir une voie au fluide épanché. Par ce moyen, on fe feroit fait jour jufqu'à l'artère ouverte, & on s'en feroit affuré par une ligature, ou on auroit arrêté le fang avec l'huile de térébenthine, dont j'ai vu plufieurs avantages dans les hémorrhagies qui accompagnent les fractures compliquées de la jambe. On auroit fans doute prévenu par-là les récidives de ce funefte accident, qui occafionna un épanchement de fang dans toute la jambe. En extrayant auffi les efquilles jettées çà & là, on auroit fait ceffer l'irritation qu'elles produifirent, & la cure complette se seroit faite avec autant de promptitude que de facilité.

OBSERVATION XVII.

Amputation de la cuisse.

En 1780, Mary Jones vint pour la première fois à notre hôpital : c'étoit alors une femme d'assez bonne santé. Je l'avois déja soignée pendant trois ans, pour un mal de genou. Malgré nombre de consultations qui se firent à son sujet dans cet hôpital, nonobstant tous les moyens curatifs que l'art & la prudence nous suggérèrent, son mal se termina par un abcès dans l'intérieur du ligament capsulaire de la jointure. En septembre, elle se trouva si épuisée par la douleur, la privation de repos, par une fièvre hectique & une grande suppuration, qu'elle demanda qu'on lui fît l'amputation. Elle fut faite à tous égards comme dans le cas précédent, & l'on rapprocha la plaie avec des bandes d'emplâtre agglutinatif. La fièvre symptomatique & la douleur furent modérées. On n'apperçut point de suppuration à travers l'appareil. On le leva le vingtième jour : la plaie avoit bonne apparence, le gonflement inflammatoire étoit modéré, & la suppuration très-peu considérable.

H iij

Le 21 , on pansa la malade : le bandage circulaire fut appliqué. On avoit lié trois artères; une des ligatures tomba ce jour-là, une autre le 22 , & la troisième le jour suivant. Depuis ce temps, on maintint les lèvres de la plaie en contact avec les emplâtres agglutinatifs : du reste on la traita comme de coutume, & il ne survint aucun événement digne d'être noté.

Le samedi 30 , j'examinai la plaie & j'en trouvai l'intérieur parfaitement guéri, mais à l'extérieur elle n'étoit pas complètement cicatrisée. Une semaine après , la plaie étoit réduite à deux ou trois lignes, mais sans annoncer une entière guérison. Elle étoit sale & ulcérée : la malade se plaignoit d'une grande sensibilité & de resserrement à l'extrémité de l'os. Elle sortit de l'hôpital & alla dans la ville se retirer chez ses amis où je lui donnai mes soins : j'ôtai une petite portion de l'os qui faisoit saillie , ensuite la plaie fut complettement guérie.

Après l'opération j'avois ouvert la jointure du genou : elle contenoit beaucoup de pus; les cartilages & les os qui en formoient la surface interne étoient corrodés, & présentoient une carie considérable.

OBSERVATION XVIII.

Amputation de la cuisse.

En 1780, M. F. âgé de quarante-deux ans, & vivant dans des excès habituels depuis nombre d'années, eut une querelle d'ivrogne dont la suite fut pour lui une fracture compliquée de la jambe ; on le transporta sans beaucoup de ménagement chez-lui, à la distance de trois milles. On appella aussi-tôt un chirurgien qui plaça la jambe dans l'extension & appliqua un cataplasme chaud. Deux heures après, le malade fut pris d'une forte hémorrhagie ; ce fut à ce moment que j'arrivai : j'apperçus que le tibia étoit fracturé obliquement à une petite distance de la jointure & que la peau étoit un peu ouverte ; j'agrandis cette ouverture par incision, ce qui me conduisit à la pointe de l'os qui appartenoit à la partie supérieure du tibia : cette pointe étoit fort aigüe, je l'ôtai ; l'autre pointe de l'os venoit aboutir précisément sous le ligament capsulaire de la jointure. Je pliai ensuite le genou, & je mis la jambe sur le côté externe dans une position relâchée ; je vins à bout d'arrêter l'hémorrhagie par des répercussifs rafraîchissans. Le malade pa-

H iv

rut bien aller pendant quelques jours; après quoi la jointure s'enflamma & se tuméfia confidérablement : il eut de la fièvre, du délire, de la douleur & s'agita beaucoup. C'étoient les fymptômes d'un abcès qui fe formoit dans le ligament capfulaire de la jointure.

Il eft inutile de détailler ici d'autres particularités. Après avoir eu les plus grands foins de ce malade pendant plufieurs femaines, il fe trouva très-épuifé par l'abondance de la fuppuration, par la fièvre qui le minoit & par une forte diarrhée, en un mot, il y avoit tout lieu de craindre pour fa vie.

Voyant que j'avois inutilement tenté de lui conferver la jambe, je fus forcé de lui propofer l'amputation s'il vouloit éviter la mort : il y confentit.

Il fut donc opéré le 28 novembre 1780; on panfa la plaie comme dans les cas précédens : on avoit eu foin de couper les chairs très-obliquement en inclinant le couteau, & de conferver affez de peau pour rapprocher les bords avec les emplâtres agglutinatifs. Avant qu'on eût mis l'appareil, on crut appercevoir une difpofition à l'hémorrhagie fur toute la furface de la plaie. Le fang étoit très-delayé, de couleur pâle :

J'espérois que cet écoulement s'arrête-
roit quand la plaie auroit été pansée,
mais il continua, quoique lentement,
pendant quelques heures.

Dans le cours de l'après-midi le malade perdit environ cinq ou six onces de
sang; on n'ôta cependant pas l'appareil: il n'éprouva pas plus de mal, ni
d'inconvénient soit pour le moment,
soit ensuite, que s'il ne lui étoit survenu
aucun accident.

Le 2 décembre on leva le premier
appareil. Des quatre ligatures, il en
tomba une ce jour-là, la seconde tomba
le quatre, & les deux dernières le sept.
On discontinua les emplâtres agglutinatifs à ce pansement : on les reprit lorsque le gonflement eut cessé en grande
partie, & que la suppuration eut acquis
une qualité louable; la réunion, secondaire se fit alors promptement.

Quinze jours après l'opération, l'intérieur de la plaie étoit guéri, l'extérieur
ne présentoit qu'un petit fungus situé à
l'orifice d'un sinus qui aboutissoit vers
l'os. Ce fungus étoit de la grosseur d'un
petit pois; on le toucha plusieurs fois
avec le caustique lunaire; on se contenta pour tout appareil d'une compresse de linge trempée dans de l'eau

de chaux fimple, mêlée avec de l'efprit de vin affoibli. Ce fungus rendit une
petite quantité de pus jufqu'au 26 décembre, un mois après l'opération, &
tout fut parfaitement guéri.

Après l'amputation, j'ouvris l'articulation du genou; tout l'intérieur étoit
rempli de pus: les cartilages étoient
rongés & les os confidérablement cariés.

La cure prompte & heureufe de cet
homme dont le tempérament avoit été
fi fort altéré par une intempérance habituelle, la vie fédentaire à laquelle il
fut long-temps fujet, ces deux caufes,
dis-je, qui opérèrent dans fon fang une
affez grande diffolution pour donner
lieu à une hémorrhagie de toute la furface de la plaie, prouvent évidemment qu'il ne faut pas défefpérer de réunir les parties par cette manière d'opérer, même dans les complexions les
plus altérées. Le moignon étoit bien
rempli, la cicatrice petite & inclinée
vers le bas, de forte que tout l'os fe
trouva parfaitement recouvert par la
peau: le moignon fouffrit cependant
quelques légères excoriations fur la cicatrice, faute d'attention & de prudence; mais quelques femaines fuffirent
pour l'affermir très-folidement, & le
malade marcha très-bien.

Je remarquerai que dans les trois cas précédens les membres étoient affez gros, & que conféquemment le tiffu cellulaire étoit confidérable ; la fection oblique des mufcles en devint plus néceffaire, auffi y fit-on toute l'attention requife.

Les obfervations que je viens de rapporter ne font pas étrangères à ma pratique. Ce font les premières que j'ai faites depuis la première édition de cet ouvrage. Plus la peau fut ménagée, plus la furface fe couvrit aifément au moyen des emplâtres agglutinatifs. La fièvre & les autres fymptômes inflammatoires furent modérés: une grande partie de la plaie fe réunit par première intention, la fuppuration fut médiocre, & lorfque la plaie fut bien détergée, la réunion fecondaire s'opéra promptement, à l'aide furtout des agglutinatifs qui tinrent les bords rapprochés, & la cicatrice ne forma qu'une ligne très-étroite. L'os fe trouva bien couvert d'un épais lambeau: la cicatrice avoit été dirigée vers la partie inférieure ou poftérieure de la cuiffe, ou vers la face du moignon par l'action des mufcles fléchiffeurs, de manière à être éloignée du point central de la preffion du corp. C'eft en général ce qui arrive quand la ligne traverſe le moignon d'un côté à l'autre : pour moi je ne l'ai jamais formée dans une autre direction, quoique j'aie vu pluſieurs chirurgiens le faire aſſez ſouvent.

OBSERVATION XIX.

Amputation de la cuiſſe.

M Dickins, chirurgien de la milice de Wiltshire, me pria de voir une perſonne qui avoit été bleſſée au genou quelques mois auparavant par une chûte de cheval. Cet homme ſentit d'abord de la douleur au jarret; & comme elle continuoit encore après, ſurtout lorſqu'il poſoit l'endroit malade ſur l'autre genou en croiſant la jambe, la partie affeſtée avoit pris plus de volume depuis quelque temps & le malade boitoit; mais prenant cette douleur pour un rhumatiſme, il n'y fit que peu d'attention. La veille de ma viſite il avoit eſſuyé la plus violente douleur à la jointure du genou, & avoit demandé ſon chirurgien, qui apperçut une enflure conſidérable tout autour, poſtérieurement au jarret où il y avoit tenſion, douleur, & pulſation. Le malade fut ſaigné; on fit une fomentation anodyne ſur la partie, on y étendit un liniment de même nature : il prit une potion sudorifique calmante, & garda le lit.

Ce traitement diminua un peu la douleur ; mais en examinant la partie avec plus d'attention, elle parut considérablement tuméfiée, un peu sensible & très-tendue. On y sentoit une forte pulsation à tous les points de la tumeur. La partie d'où ce mouvement sembloit venir avec le plus de force, donnoit lieu de croire qu'elle touchoit immédiatement la surface interne de la peau. En appuyant le doigt sur ce point-là, on y sentoit une pulsation très-forte, & accompagnée d'une espèce de crépitation, ou craquement. Cette pulsation s'étendoit loin & se faisoit sentir immédiatement au côté de la jointure du genou, en posant les doigts près du côté externe des condyles du fémur. La tumeur ne se portoit pas loin en remontant, le long du trajet de l'artère crurale. On pouvoit en déterminer aisément l'étendue, car elle paroissoit uniformément arrondie : du reste la pulsation de l'artère & sa grosseur étoient sensibles : mais il n'en étoit pas ainsi au bas ; la tumeur & la pulsation se portoient intérieurement entre les têtes des muscles gastrocnémiens, fans qu'on pût connoître où elles finissoient. Le gras de la jambe parut plus gros que l'autre, & on en eut la preuve en les mesurant. Toutes les veines étoient extrêmement dilatées : on ne pouvoit presser le gras de la jambe fans caufer de la douleur dans le centre. En pressant modérément fur la tumeur, à l'endroit où elle fe portoit en arrière, & à l'extérieur du jarret, où les tégumens étoient les plus minces, à l'endroit, dis-je, où la crépitation & la pulfation fe faifoient le plus fentir, on y caufoit quelque douleur, & le malade éprouvoit une crampe dans le voifinage du gras de la jambe.

Cet homme avoit rendu beaucoup de fang par les felles, quelque temps après fon accident. Ce fut après la fuppreffion de ces évacuations fanguines, qu'il s'apperçut de l'enflure de fon genou : mais en l'interrogeant on ne put réellement décider fi cette fuppreffion, ou la chute même étoient la caufe principale du mal qu'il avoit, & je regardai tous les détails qu'il nous donna comme fort incertains.

Son mal étoit bien pofitivement un anévrifme de l'artère poplitée. Le malade étoit jeune, pâle, quoique bien muſclé : mais en général ſon état ne donnoit pas beaucoup d'eſpoir.

On peut conſidérer l'origine de ſon mal ſous deux points de vue : ou il fut la ſuite d'une léſion faite aux tuniques de l'artère, en tombant de cheval, lé-ſion qui mit le vaiſſeau hors d'état de ſoutenir la force avec laquelle le ſang vint heurter contre les tuniques : ou ce fut la ſuite de l'effort que fit la nature pour produire une hémorrhagie, ſe dé-barraſſer ainſi du ſang qui ſortoit par les ſelles, & qui s'étoit ſupprimé. J'ai déja dit que le malade n'avoit pu nous met-tre en état de décider laquelle de ces deux cauſes étoit la véritable. Quoi-qu'il en fût, après avoir tout examiné avec l'attention la plus ſcrupuleuſe, nous prononçâmes que le mal étoit incurable ſans amputation, & que cette opération pourroit bien même n'être pas un re-mède certain, ſi le mal venoit de la ſe-conde cauſe.

La tumeur pénétrant dans les têtes du muſcle gaſtrocnémien, ſa groſſeur, ſa profondeur, & outre tout cela, le peu de probabilité qu'il y avoit de pouvoir faire une ligature à l'artère, l'étendue de la tumeur, qui ſe portoit ſous les con-dyles du fémur & les têtes du tibia, la

fenfibilité du mollet, & de plus, les mauvais fuccès qui ont fuivi prefque toutes
les tentatives qu'on a faites pour guérir
cet anévrifme par une opération ; toutes
ces circonftances , dis-je , nous parurent des raifons fuffifantes pour nous empêcher de faire aucune expérience dans
ce cas-ci , quand bien même le malade
y auroit confenti , & qu'il fe fût trouvé
un Chirurgien affez hardi pour la tenter.
Nous expofâmes donc au malade le cas
où il fe trouvoit ; nous lui repréfentâmes
qu'il n'y avoit d'efpérance de guérifon
que par l'amputation ; qu'autrement
il alloit être condamné à la diéte &
à un repos perpétuel ; qu'il avoit d'ailleurs à craindre que la tumeur ne vînt
à crever fubitement , fi l'on fuivoit un
traitement palliatif : alors il fe décida
à l'amputation.

Elle fut faite par M. Dickins, le 21
du mois d'août. On donna un certain
dégré d'inclinaifon au couteau : on faifit
l'artère crurale , fans prendre le nerf
avec elle : mais on ne put éviter de
prendre quelques autres filets nerveux
en liant les autres artères , qui étoient
au nombre de neuf. Le moignon étoit
gros, mais fans dureté & fans gonflement , vu la quantité de la membrane
adipeufe.

On appliqua le bandage de flanelle
pour ſoutenir les parties. La peau parut alors un peu plus grande qu'il ne
falloit préciſément; on l'étendit ſur la
plaie en formant une ligne tranſverſale
qui paſſoit d'un côté à l'autre du moignon. On plaça les fils des ligatures à
chacun des deux angles de la plaie. On
fit un point de ſuture à la peau, & on
l'arrêta par un nœud dans le centre,
afin de maintenir cette peau dans une
ligne droite, & qu'un bord ne montât
pas ſur l'autre. Extérieurement, on panſa
la plaie avec du cérat.

Les ſpaſmes furent modérés, ſi l'on
conſidère que l'on n'avoit pu éviter de
lier quelques filets de nerfs avec les artères. Le malade en eut quatre atta-
ques dans l'après midi : c'eſt pourquoi
on lui fit prendre de la teinture thébaï-
que.

Le 22 août, il eut une aſſez bonne
nuit quant au moignon : à peine la fièvre
ſymptomatique ſe fit-elle ſentir. Quoique le bandage de flanelle eût été d'a-
bord fort ſerré après l'opération, il ſe
trouvoit ſi lâche qu'on paſſoit aiſément
le doigt deſſous : c'eſt en cela que ce
bandage eſt très-avantageux. Car il ſe
relâche toujours depuis le moment où

on l'a appliqué : c'est pourquoi il ne fait de compression que quand on en a précisément besoin.

Le malade se plaignit de douleurs de colique, ce qu'on attribua aux fruits qu'il avoit mangés avant l'opération. M. Dickins lui fit prendre un peu de rhubarbe, & ensuite on lui donna un lavement.

Le 23, la fièvre symptomatique fut peu considérable : le moignon ne causoit aucune inquiétude, mais le malade se plaignoit toujours des intestins. Le lavement n'avoit procuré qu'une selle. On lui ordonna une dose d'huile de ricin, & un anodyn après son effet.

Le 24, l'huile avoit bien opéré, & le malade étoit en bon état à tous égards. L'appareil étoit dur & causoit de la douleur. On l'humecta & on le détacha avec de l'eau tiède. On substitua au bandage celui dont on se sert dans les fractures compliquées. On fit passer deux chefs en travers sur la surface du moignon, pour maintenir l'appareil. La plaie parut bien réunie, & ne présentoit qu'une ligne transversale. La suppuration étoit modérée.

Il seroit d'autant plus inutile de donner ici des détails ultérieurs, qu'il ne furvint aucun événement particulier. En dix jours la plaie fut réduite à peu de chofe, & en moins d'un mois après l'opération elle fut parfaitement guérie. Elle a toujours refté telle depuis. Comme la fanté de cet homme n'avoit pas été trop bonne long-temps avant l'opération, on l'engagea à prendre l'air de la campagne & à vivre fobrement. Ce train de vie régulier lui fut très-avantageux, & dans ce moment-ci (mars 1782) il n'a pas le moindre indice qui puiffe lui faire craindre le retour de fon anévrifme.

On injecta l'artère crurale avec un mélange coloré dont le fuif faifoit la plus grande partie. L'injection paffa fi bien, que les petites ramifications artérielles furent auffi remplies : nous ouvrîmes la peau fous le jarret, & auffitôt on vit le fac anévrifmal. La peau étoit très-mince, ayant été auparavant fort diftendue. Il n'y avoit pas de tiffu graiffeux entre la peau & l'anévrifme. Le fac rempliffoit toute l'étendue du jarret, fans fe porter plus haut vers la cuiffe, mais il fe terminoit en forme de globe : au-delà, l'artére étoit intacte. La tumeur fe portoit par le bas, entre les têtes du mufcle gaftrocnémien, que nous divifâmes affez pour découvrir toute l'étendue de cette tumeur. Elle se portoit très-près du point où l'artère tibiale anté-rieure prend son origine & se jette dans le ligament intérosseux. Le sac s'éten-doit beaucoup en largeur sous le jarret d'un côté à l'autre. Ses points posté-rieurs & central, adhéroient à la par-tie postérieure du ligament capsulaire, qui formoit alors une partie du sac ané-vrismal : ce sac étoit si mince à ce point, & si intimement uni avec le ligament & les os, qu'il fut impossible de les sé-parer, sans faire une plaie de la largeur d'un scheling dans la jointure.

La dilatation de l'artère avoit rejetté les veines & les nerfs à la circonférence, de sorte que quand la peau fut ouverte, on apperçut les nerfs immédiatement sous la peau & sur le sac anévrismal le long de sa partie extérieure & centrale. Les veines étoient de chaque côté de cette partie, éloignées des nerfs à la dis-tance d'un travers de doigt : elles étoient variqueuses sous le gras de la jambe où elles parurent très-dilatées, ce qui étoit dû à l'interception du fluide qu'elles contenoient ; interception d'ailleurs, qui avoit été occasionnée par la pré-sence du sac anévrismal. Ceci nous ap-prit pourquoi les veines extérieures étoient fi dilatées, & pourquoi le gras de la jambe étoit fenfible quand on le preffoit. Le déplacement & la pofition forcée des nerfs, rend raifon des crampes & de l'engourdiffement que le malade éprouvoit au bas de la tumeur. Deux branches artérielles fort dilatées rampoient outre cela fur le fac anévrifmal.

Il paroît par ces détails, que fi l'on eût tenté de guérir cette affection par une opération chirurgicale, on auroit coupé les nerfs, les branches artérielles & les veines qui rampoient fur le fac. Nous vîmes auffi combien il eût été impoffible de lier l'artère au deffous de la partie affectée, fous les têtes du mufele gaftrocnémien, fans faire une très-profonde incifion.

L'importance de ce fait m'a femblé exiger les particularités dans lefquelles je viens d'entrer : fi les Chirurgiens étoient auffi jaloux de paroître fincères dans leurs mauvais fuccès, qu'empreffés de publier leurs réuffites, peu de gens de l'art recommanderoient l'opération dans le cas d'anévrifme à l'artère poplitée.

La veille de l'amputation, je fus arrêté plufieurs fois dans la rue : on me dit qu'un jeune homme qui venoit de

ſuivre les leçons d'un habile chirurgien,
indiquoit une manière de ſoulager, ou
même de guérir notre malade, ſans qu'il
perdît la jambe. De retour chez moi,
j'eus la viſite de M. Dickins : il avoit
reçu le même avis, & m'apprit que l'opération conſiſtoit dans la ligature de l'artère. Nous ne voulûmes pas procéder
à l'amputation, avant d'avoir dit l'un
& l'autre au malade ce que nous ve-
nions d'apprendre, & nous inſiſtâmes
ſur ce qu'on s'inſtruisît de celui même
qui avoit fait l'opération par la ligature. Mais le malade ne voulut point
entendre parler de conſultation, ni ſe
prêter à aucune autre tentative, qu'à
l'amputation même. Nous priâmes deux
autres Chirurgiens de ſe joindre à nous,
tant pour éviter de compromettre notre
réputation, que pour aviſer au parti que
nous prendrions ſur ce que le jeune éleve
auroit dit : il nous apprit que M. S. avoit
une fois fait avec ſuccès la ligature de
l'artère poplitée, dans un cas d'anévriſme
au jarret, mais il ne put nous rien apprendre davantage.

Après avoir bien diſcuté le pour &
le contre de cette pratique, nous con-
vînmes unanimement, que l'opération
de la ligature n'étoit pas praticable dans

le cas actuel, vu que la tumeur s'étendoit très-loin dans la jambe ; qu'un seul succès n'étoit pas suffisant pour nous y autoriser, puisqu'on avoit un si grand nombre d'exemples de mauvais succès en pareille circonstance.

Comme j'étois fort jaloux de connoître les particularités du seul cas dont il s'agissoit, un habile anatomiste de Londres fut prié instamment de se rendre chez M. ***. & il fut assez obligeant pour nous donner la réponse suivante.

» M. *** ne se rappelle qu'un seul
» cas d'anévrisme à l'artère poplitée,
» dans lequel la ligature lui ait réussi.
» Après l'opération, l'on fut même obli-
» gé de lier aussi plusieurs artères col-
» latérales : du reste le malade est par-
» faitement guéri. «

» Je me rappelle un cas, où M. ***,
» fit pareillement la ligature de l'artère
» poplitée. La cure parut bien aller pen-
» dant trois semaines : mais enfin l'ar-
» tère creva, & le malade mourut. M.
» *** trouva que l'artère qu'il avoit liée
» étoit ossifiée beaucoup plus haut qu'il
» ne l'avoit apperçu : il conseilleroit vo-
» lontiers de faire la ligature, si elle étoit
» praticable. Mais pour moi, je pensa

» que si la maladie est d'une certaine
» étendue, il n'y a d'autre remède que
» l'amputation. «

M. Baxendale mon ancien éleve, &
qui est actuellement à Londres, me com-
muniqua le détail suivant. J'ai assisté à
l'opération que fit M... pour un anévrisme de l'artère poplitée : la tumeur
n'étoit pas aussi volumineuse que celle
de M... que je vis lorsque j'étois avec
vous. L'artère dilatée ne fut mise à nu
qu'avec la plus grande difficulté : on fit
une ligature à l'artère au dessus & au
dessous de sa dilatation, la circulation
ne se fit plus dans le membre. Trois
jours après on fut contraint d'amputer
la cuisse : on observa que la partie supérieure de l'artère poplitée n'avoit pas
été comprise dans la ligature. Je suppose donc que la lymphe coagulable
obstrua l'orifice de l'artère, & prévint
ainsi l'hémorrhagie qui eût été inévitable. Voyez sur l'anévrisme de l'artère
poplitée les observations judicieuses de
Wilmer, page 171.

OBSERVATION XX.

Amputation de la cuisse.

En 1780, j'eus occasion d'examiner
le moignon d'une cuisse qui avoit une
forme

forme particulière. Le sujet étoit un jeune garçon ; j'avois été présent à l'opération qui avoit été faite deux ans auparavant, la plaie n'étoit recouverte que de la peau & du tissu cellulaire. Les muscles avoient été coupés par une incision perpendiculaire, sans qu'on eût donné la moindre inclinaison au couteau. La cicatrice qui me parut petite, étoit tirée en arrière par l'action des muscles fléchisseurs ; & par conséquent l'os étoit recouvert par l'ancienne peau. Les muscles de la cuisse s'étoient retractés, & l'os étoit si fort aminci qu'il formoit une pointe aussi aiguë que le doigt d'un enfant, & de la longueur de trois pouces. Cette extrémité pointue empêchoit le malade de se servir d'une jambe de bois.

On proposa d'inciser les téguments qui recouvroient cette pointe osseuse, & de scier l'os ensuite, mais les parents ne voulurent pas y consentir.

OBSERVATION XXI.

Amputation de la cuisse.

Dans le mois de décembre 1779, j'assistai à une amputation de la cuisse. Le malade, homme d'environ 40 ans, souffroit depuis long-temps d'une carie au tibia & au péroné, accompagnée d'une ulcération fongueuse & considérable des parties voisines. Les os étoient si altérés, qu'ils se fracturèrent par le degré seul de la carie. L'état du malade paroissoit en général très-peu favorable à l'amputation; cet homme étoit pâle, languissant, abattu. On ménagea plus de peau & de tissu cellulaire qu'il n'en falloit pour recouvrir toute la surface de la plaie.

Trois semaines après l'opération, j'examinai le malade; il étoit à tous égards en meilleur état; il pouvoit se tenir assis hors du lit pendant toute la journée, il n'avoit même éprouvé aucun accident. Le moignon présentoit une surface irrégulière, repliée sur elle-même en conséquence de la peau surabondante qui y formoit des plis ou des rides. La surface interne en étoit bien unie, & la plaie externe paroissoit parfaitement guérie, excepté au centre : le bord supérieur montoit tant sur l'autre, qu'on ne pouvoit les mettre en contact. Cet obstacle s'opposa long-temps à la guérison du malade.

OBSERVATION XXII.

Amputation de l'avant-bras.

Dans le mois de janvier 1780, j'asfistai à l'amputation de l'avant-bras, qui fut faite à une vieille femme d'un tempérament délicat, laquelle avoit pendant long-temps mieux aimé mourir que de fe réfoudre à perdre un bras, attaqué de carie avec une fuppuration confidérable à la jointure du poignet : réduite enfin à l'extrémité, elle fe décida. On conferva une plus grande quantité de peau & de tiffu cellulaire qu'il n'en falloit pour recouvrir toute la furface de la plaie ; on plaça les bords en contact, & pour empêcher que l'un ne montât fur l'autre, on les fixa par un point de future.

Quinze jours après l'opération, j'examinai le moignon dont toute la furface interne étoit bien réunie : la plaie étoit prefque cicatrifée, mais la peau étoit repliée fur elle-même & comme ridée.

OBSERVATION XXIII.

Extirpation d'une tumeur à la tête.

Dans le mois de mai 1780, madame Johnfon, âgée de 60 ans, vint me confulter. Elle avoit à la partie fupérieure du pariétal gauche, une tumeur qui dans l'efpace de 40 ans avoit acquis la grof-feur d'une petite orange. Quinze jours avant que de recevoir la vifite de cette dame, fa tumeur avoit été meurtrie ac-cidentellement, & il s'y étoit formé une efcarre de la grandeur d'une pièce de douze fols; l'efcarre tombée, il étoit facile de pénétrer jufques dans le kyfte, duquel il fortoit une matière de la con-fiftance du miel. Quoique la fuppura-ration fût abondante & acrimonieufe, la tumeur ne diminua cependant pas. La malade fouffroit continuellement, la douleur s'étendoit fur tout le péri-crâne, elle étoit un peu fupportable pendant la nuit; du refte la fanté de cette femme étoit en mauvais état. La tumeur ne diminuant pas malgré la fuppuration, le mal étant d'ailleurs fort ancien, je penfai que le kyfte étoit trop dur pour qu'il pût fe refferrer. Ces motifs me déterminèrent donc à con-feiller l'excifion de la tumeur par l'inf-trument tranchant; je la détachai du péricrâne auquel elle adhéroit forte-ment. L'opération faite, je trouvai le kyfte dur, épais, contenant une matière acrimonieufe, qui adhéroit fortement à la furface interne. Je laiffai faigner

la plaie, puis j'en couvris les bords
avec un plumaceau enduit de cérat;
j'appliquai de la charpie sèche dans le
centre. Trois semaines s'écoulèrent
avant que cette charpie tombât, tant
elle adhéroit fortement au centre de la
plaie. Les bourgeons charnus la rete-
noient au point qu'on ne put l'ôter que
par partie, à chaque panfement ; ce
qui caufoit beaucoup de douleur, irri-
toit la plaie & retarda la cure. Lors
même que la plaie fut guérie, il se forma
quelques petits boutons qui fuppurèrent,
& defquels je retirai quelques brins de
charpie. Voilà précifément ce qui arrive à la plaie qui réfulte d'une amputation, lorfqu'immédiatement après
l'opération, toute la furface de la plaie
eft recouverte de charpie sèche.

OBSERVATION XXIV.

*Extirpation d'une tumeur fituée à la plante
du pied.*

En 1781, madame.... âgée de 40
ans, vint à Liverpool pour me confulter fur une tumeur qu'elle portoit à
la plante du pied depuis trois ans.
Cette femme étoit d'une conftitution
délicate, fujette à de fréquentes érup-
tions cutanées produites par une acri-

monie fcorbutique. La tumeur occupoit le centre de la plante du pied : elle étoit de la groffeur d'une moyenne orange, dure & d'une couleur bleuâtre. Son pédicule n'étoit pas fort large, mais il adhéroit fi fortement à la plante du pied, que je crus qu'il étoit implanté dans l'aponévrofe qui du calcaneum s'étend fur toute la partie inférieure du pied.

Cette tumeur empêchoit la malade de marcher ; il en découloit une grande quantité de férofité inodore, qui fuintoit fur la furface de la tumeur & pénétroit les linges dont on la recouvroit.

Le défaut d'air & d'exercice, la fuppuration abondante, & la crainte que cette tumeur ne devînt cancéreufe, avoient confidérablement altéré la fanté de cette femme. On avoit effayé plufieurs fois de détruire la tumeur par le cauftique, mais elle s'étoit reproduite auffi-tôt. Je confeillai de l'excifer avec l'inftrument tranchant ; la malade y confentit. En opérant, je trouvai qu'elle adhéroit fi fortement à l'aponévrofe, que je fus obligé d'en enlever une portion. L'hémorrhagie fut affez confidérable, car j'ouvris plufieurs vaiffeaux : j'appliquai dans le fond de la plaie un linge fin, trempé dans l'huile de térébenthine, & par deſſus une compreſſe & une bande. La malade paſſa le reſte du jour auſſi peu ſouffrante qu'on peut l'être dans une pareille circonſtance.

Le jour ſuivant j'ôtai l'appareil qui ſe détacha fort aiſément. La plaie avoit une couleur vermeille, les fibres aponévrotiques avoient la couleur brillante qu'elles ont dans l'état naturel, tout avoit l'aſpect d'une plaie récente. Il n'y eut pas la plus légère hémorrhagie; je panſai mollement, & la malade fut guérie en peu de temps.

OBSERVATION XXV.

Extirpation d'une tumeur au front.

En 1781, un enfant vint au monde avec une petite tumeur rouge, ſituée au centre du front; elle augmenta de volume & devint plus rouge, ſur-tout quand l'enfant crioit. Il avoit ſept mois lorſque j'eus occaſion de le voir: la tumeur faiſoit en dehors une ſaillie conſidérable, elle ſe diſtendoit & ſa ſurface devenoit ſi mince lorſque l'enfant crioit, que ſes parens appréhendoient qu'elle ne crevât. Sa baſe avoit la largeur d'un petit écu. Les chirurgiens connoiſſent très-bien ces ſortes de tu-

meurs, mais je ne crois pas qu’on en
ait donné jufqu’à préfent une exacte
defcription.

Cette augmentation de volume dé-
termina les parens à demander qu’on fît
l’excifion de la tumeur. Je l’emportai
par une incifion circulaire, en me pré-
cautionnant contre l’hémorrhagie : pour
cet effet je recommandai à un aide de
comprimer la peau circulairement, à
mefure que je faifois l’incifion. On fait
que l’hémorrhagie eft l’accident le plus
grave qui réfulte de l’extirpation de
femblables tumeurs. Je favois auffi par
expérience, que les petits enfans fe ré-
tabliffent très-difficilement après une
perte de fang confidérable : c’eft pourquoi je ne faurois trop recommander
d’y faire attention. Deux raifons peuvent décider à l’extirpation de ces tumeurs : 1°. Pour prévenir l’hémorrhagie dangereufe qui furviendroit, fi elles
crevoient. 2°. Pour ôter la difformité
qui réfulte toujours de leur accroiffe-
ment. J’appliquai fur la plaie de l’huile
de térébenthine, comme dans le cas
précédent, je couvris le tout d’une
bande circulaire : par ce moyen j’ar-
rêtai l’hémorrhagie, L’enfant fe trouva
bien à tous égards. Deux jours après,

l'opération, l'appareil s'enleva sans difficulté, & laissa voir une plaie vermeille, qui fut parfaitement guérie en
trois semaines.

OBSERVATION XXVI.

Extirpation de deux tumeur squirrheuses.

En 1780, une femme âgée de 42
ans, d'un tempérament délicat, du
reste bien portante, vint me prier d'examiner deux tumeurs qui l'inquiétoient
beaucoup, & dont l'une étoit située sous
le bord du muscle pectoral, dans l'intervalle qui sépare le sein & le creux
de l'aisselle. Cette tumeur étoit du volume d'une moyenne orange, sa surface étoit uniforme, elle étoit parfaitement dure dans sa totalité. L'autre
avoit à-peu-près la même grosseur &
étoit située dans la même direction,
sous le pli antérieur de l'aisselle.

On avoit mis en usage plusieurs remèdes tant internes qu'externes pour
fondre ces deux tumeurs, mais ce fut
sans succès ; car pendant trois ans elles
augmentèrent insensiblement en volume. Au moindre mouvement du bras,
cette femme éprouvoit beaucoup de
douleur : ne pouvant lui promettre de
soulagement par les médicamens, je la
déterminai à se laisser opérer.

Je fis une incifion longitudinale affez grande pour avoir la liberté d'ôter les deux tumeurs; j'eus beaucoup de peine à détacher la plus haute, vu l'enfoncement où elle étoit fituée. Je rapprochai les bords de la plaie, & j'appliquai un appareil convenable. La réunion fe fit, furtout à la partie fupérieure, par première intention : les fymptômes inflammatoires furent très-modérés, la fuppuration peu abondante & la déterfion très-rapide ; la plaie, qui d'abord ayoit été large & profonde fut promptement réduite à un petit efpace, & cicatrifée en quinze jours. Depuis ce temps, cette femme n'a reffenti aucune douleur & a toujours joui d'une parfaite fanté.

OBSERVATION XXVII.

Plaie qui pénétroit dans l'articulation du doigt index.

Le 3 mars 1781, un homme de moyen âge vint me confulter fur une plaie de trois doigts de long qu'il avoit à la main ; cette plaie traverfoit obliquement l'articulation du doigt indicateur avec l'os du métacarpe : cette jointure étoit fi ouverte, qu'on voyoit prefque toute la furface cartilagineufe de chaque os. Il y avoit fix heures que la plaie étoit faite, on l'avoit panfée avec de la charpie imbibée d'un baume vulnéraire & interpofée dans la plaie. J'ôtai cet appareil ; je lavai bien les chairs pour les nettoyer de tout le baume qu'on avoit appliqué, & procurer en quelque forte une plaie récente qui pût fe réunir convenablement. J'appliquai des bandes d'emplâtre agglutinatif qui recouvroient un petit plumaceau enduit de cérat : cet appareil fut foutenu par une compreffe imbibée d'eau végéto-minérale. Le mouvement du doigt fut arrêté par une attelle, ou écliffe qui fe prolongeoit fur le carpe où elle étoit fixée par un bandage : la douleur, le gonflement inflammatoire & la fuppuration furent peu confidérables. Au troifième panfement, la plaie étoit parfaitement cicatrifée.

Il feroit fans doute inutile de rapporter ici toutes les obfervations que j'ai faites, & celles qui m'ont été communiquées par mes confrères. Lès avantages de la pratique que je recommande fe font affez appercevoir par les faits dont j'ai fait choix & que j'ai détaillés, afin d'éclaircir chaque objet particulier. J'ai tâché de borner cet ouvrage le plus qu'il m'a été poffible, ne raifonnant que d'après l'expérience,

J'ai évité avec foin les hypothèfes &
les fpéculations ; je fouhaite que tous
les auteurs de chirurgie faffent de même.
Les détails ultérieurs que j'ai reçus,
tendent à appuyer le plan que j'ai pro-
pofé. Quelques chirurgiens m'ont paru
réuffir les uns plus, & les autres moins;
mais cette différence n'eft venue que du
procédé opératoire, du plus ou moins
d'attention dans le traitement, ou d'un
air plus ou moins falubre où fe font
trouvés les malades.

Quant au premier & au fecond point,
j'ai tâché de les éclaircir par des détails, les ramener à des regles certaines
& fixes, de manière à mettre en état
d'opérer ceux qui ont l'aptitude convenable. S'ils les obfervent, leurs fuccès
feront probablement les mêmes, fauf
les événemens contraires qui furviennent par des caufes inconnues, ou qu'il
n'eft pas toujours poffible de prévoir.
Après ce que j'ai dit des effets funeftes
de l'air impur, il eft à préfumer que
les chirurgiens tâcheront de prévenir
cette quatrième caufe de nos mauvais
fuccès. L'honneur de l'art y eft inté-
reffé, fans parler de la vie des malades
& du bien-être de l'humanité.

F I N.

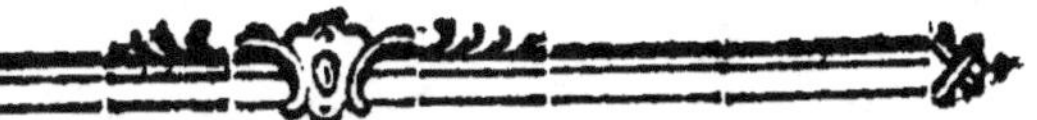

TABLE
DES CHAPITRES.

QUATRIÈME PARTIE.

CINQUIÈME PARTIE.

Fin de la Table.

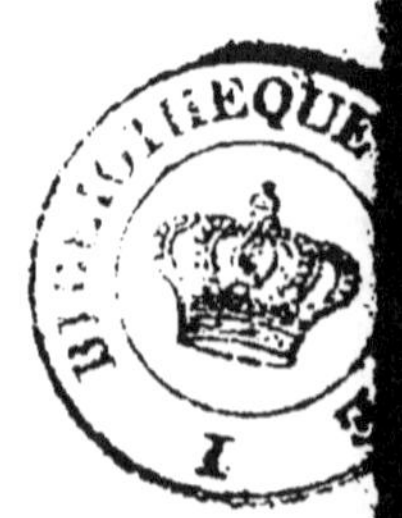

la Communauté des Imprimeurs & Libraires de Paris, dans trois mois de la date d'icelles ; que l'impreſſion dudit Ouvrage ſera faite dans notre Royaume, & non ailleurs, en bon papiers & beaux caractères ; que l'Impétrant ſe conformera en tout aux Réglemens de la Librairie, & notamment à celui du 10 Avril 1725, & à l'Arrêt de notre Conſeil, du 30 Août 1777, à peine de déchéance de la préſente Permiſſion ; qu'avant de l'expoſer en vente, le manuſcr.t qui aura ſervi de copie à l'impreſſion dudit Ouvrage, ſera remis dans le même état où l'Approbation y aura été donnée, ès mains de notre très-cher & féal Chevalier, Garde des Sceaux de France, le Sieur HUE DE MIROMESNIL, Commandeur de nos Ordres ; qu'il en ſera enſuite remis deux Exemplaires dans notre Bibliothèque publique, un dans celle de notre Château du Louvre, un dans celle de notre très-cher & féal Chevalier Chancelier de France, le Sieur DE MAUPEOU, & un dans celle dudit Sieur HUE DE MIROMESNIL : le tout à peine de nullité des Préſentes : Du contenu deſquelles vous mandons & enjoignons de faire jouir ledit Expoſant, & ſes ayans cauſe, pleinement & paiſiblement, ſans ſouffrir qu'il leur ſoit fait aucun trouble ou empêchement. Voulons qu'à la copie des Préſentes, qui ſera imprimée tout au long, au commencement ou à la fin dudit Ouvrage, foi ſoit ajoutée comme à l'original. Commandons au premier notre Huiſſier ou Sergent ſur ce requis, de faire pour l'exécution d'icelles tous Actes requis & néceſſaires, ſans demander autre permiſſion, & nonobſtant clameur de haro, Charte Normande, & Lettres à ce contraires : CAR tel eſt notre plaiſir. DONNÉ à Verſailles, le vingt-huitième jour du mois de Janvier, l'an de grace mil ſept cent quate-vingt-quatre, & de notre règne le dixième. Par le Roi en ſon Conſeil.

Signé, LE BEGUE.

Regiſtré, ſur le Regiſtre XXII de la Chambre Royale & Syndicale des Libraires & Imprimeurs de Paris, N°. 3024, fol. 30, conformément aux diſpoſitions énoncées, dans la préſente permiſſion ; & à la charge de remettre à ladite Chambre les huit exemplaires preſcrits par l'Article CVIII du Réglement de 1723. A Paris le 3 février 1784.

Signé, VALLEYRE, *Adjoint.*